# HOMILADORLIK DAVRIDA PSIXOLOGIK MOSLASHUV: STRESS, QO'LLAB-QUVVATLASH VA ONA SALOMATLIGI

(Monografiya)

Rahmatullayeva Aziza Farxodovna
Barnoxonim Yuldasheva

**Homiladorlik Davrida Psixologik Moslashuv: Stress, Qo'llab-Quvvatlash Va Ona Salomatligi**

by: Rahmatullayeva Aziza Farxodovna
Barnoxonim Yuldasheva
Edition: November '2025
Publisher:
*Taemeer Publications LLC* (Michigan, USA / Hyderabad, India)

ISBN 978-93-6908-413-5

© Rahmatullayeva Aziza Farxodovna

| | | |
|---|---|---|
| Book | : | Homiladorlik Davrida Psixologik Moslashuv: Stress, Qo'llab-Quvvatlash Va Ona Salomatligi |
| Author | : | Rahmatullayeva Aziza Farxodovna Barnoxonim Yuldasheva |
| Publisher | : | Taemeer Publications |
| Year | : | '2025 |
| Pages | : | 130 |
| Title Design | : | *Taemeer Web Design* |

## Kirish

Homiladorlik davri inson hayotidagi eng mas'uliyatli va murakkab jarayonlardan biri bo'lib, nafaqat fiziologik balki psixologik jihatdan ham katta o'zgarishlarni keltirib chiqaradi. Ayol organizmida homiladorlik davrida yuz beradigan jarayonlar, odatda, tabiiy biologik holat sifatida qaralsa-da, bu davrda kechadigan psixologik jarayonlar ham shunchalik muhimdir. Psixologik moslashuv homiladorlikning sog'lom kechishida, ona va homila salomatligining barqaror bo'lishida, shuningdek, kelgusida ona va bola o'rtasidagi munosabatlarning shakllanishida hal qiluvchi o'rin tutadi. Shu bois, ushbu mavzuni o'rganish zamonaviy psixologiya, tibbiyot va sotsiologiya fanlari kesishgan nuqtada muhim ilmiy va amaliy ahamiyat kasb etadi.

Ayollarning homiladorlik davridagi psixologik holati turli omillarga bog'liq bo'ladi. Bu omillar ichida oilaviy muhit, jamiyatdagi ijtimoiy qo'llab-quvvatlash, iqtisodiy imkoniyatlar, tibbiy xizmat sifati va individual psixologik xususiyatlar asosiy o‘rin tutadi. Masalan, ba’zi ayollar homiladorlikni katta quvonch bilan kutib olsa, boshqalarida bu jarayon turli qo‘rquv, xavotir yoki stress manbai sifatida kechadi. Stress, ayniqsa, homiladorlikda keng tarqalgan psixologik muammolardan biridir. U turli shakllarda namoyon bo‘lishi mumkin: kelajakdagi onalik roli bilan bog‘liq xavotirlar, iqtisodiy yoki oilaviy qiyinchiliklar, tibbiy xavf omillari yoki jamiyatdagi stereotiplar.

Homiladorlikda yuz beradigan psixologik moslashuv bir necha bosqichlarda kechadi. Dastlabki bosqichlarda ayol o‘z hayotidagi yangi vaziyatga ko‘nikishi, ichki dunyosida o‘zgarishlarni qabul qilishi kerak bo‘ladi. Keyingi bosqichlarda u homiladorlikni amaliy jihatdan boshdan kechiradi, o‘zini onalik roliga tayyorlaydi, turmush tarzini qayta ko‘rib chiqadi. Bu jarayon davomida ijobiy psixologik moslashuv sodir bo‘lsa, homilador ayol o‘zini barqaror, xotirjam va ishonchli his qiladi. Ammo moslashuv jarayonida muammolar paydo bo‘lsa, stress, xavotir, depressiya yoki boshqa psixologik qiyinchiliklar yuzaga kelishi mumkin.

Shuningdek, homiladorlik davrida psixologik moslashuvning ijtimoiy omillarga bog'liqligi ham muhim jihat hisoblanadi. Oilaviy qo'llab-quvvatlash bu jarayonda alohida o'rin egallaydi. Turmush o'rtog'i, ota-onasi yoki yaqin qarindoshlarining e'tibor va yordam ko'rsatishi ayolning ruhiy holatini sezilarli darajada yengillashtiradi. Boshqa tomondan, ijtimoiy bosim, jamiyatdagi noto'g'ri qarashlar yoki qo'llab-quvvatlashning yetishmasligi stressni kuchaytiradi. Shu sababli, psixologlar va shifokorlar homilador ayollar bilan ishlashda nafaqat individual, balki oilaviy va ijtimoiy yondashuvlarni ham qo'llashlari zarur.

Bugungi globallashuv davrida homiladorlikka oid psixologik muammolarni o'rganish yanada kengayib bormoqda. Turli mamlakatlarda olib borilgan ilmiy tadqiqotlar shuni ko'rsatadiki, homiladorlik davrida psixologik moslashuvning yetarli darajada bo'lmasligi tug'ruq jarayonida ham, tug'ruqdan keyingi davrda ham turli salbiy oqibatlarga olib kelishi mumkin. Masalan, tug'ruqdan keyingi depressiya, bolaning rivojlanishidagi ayrim muammolar yoki oilaviy nizolar ko'pincha homiladorlik davrida psixologik qo'llab-quvvatlashning yetarli emasligi bilan bog'liq bo'ladi. Shu boisdan, bu sohada profilaktik chora-tadbirlarni kuchaytirish, psixologik maslahat markazlari faoliyatini kengaytirish va jamiyatda homiladorlik psixologiyasi haqidagi bilimlarni oshirish zarurdir.

Stress homiladorlik davrida keng uchraydigan muammolardan biri bo'lib, uning kelib chiqish sabablari turlicha bo'lishi mumkin. Ba'zan bu omillar shaxsiy tajribaga bog'liq bo'lsa, boshqa hollarda ijtimoiy-iqtisodiy vaziyat ta'sir ko'rsatadi. Masalan, homilador ayollarning ish sharoiti, moddiy ta'minoti yoki yashash muhitidagi qiyinchiliklar stressni kuchaytirishi mumkin. Bundan tashqari, ba'zi hollarda homiladorlikning rejalashtirilmaganligi yoki kutilmaganligi ham psixologik bosimni oshiradi. Shu bilan birga, homiladorlik davrida stressning tibbiy oqibatlari ham bor: homila rivojlanishida kechikish, muddatidan oldin tug'ruq, immunitetning pasayishi va boshqa ko'plab xavfli holatlar.

Ilmiy manbalar shuni ko'rsatadiki, homiladorlikda psixologik qo'llab-quvvatlashning mavjudligi stressni kamaytirishda eng samarali vositalardan biridir. Qo‘llab-quvvatlash faqat oilaviy yoki ijtimoiy yordam bilan cheklanib qolmay, balki tibbiy xodimlar tomonidan beriladigan maslahatlar, psixoterapiya mashg‘ulotlari va turli psixoprofilaktik dasturlarni ham qamrab oladi. Shu jihatdan, zamonaviy sog‘liqni saqlash tizimi homilador ayollarni faqatgina tibbiy jihatdan emas, balki psixologik tomondan ham qo‘llab-quvvatlashni ta’minlashi kerak.

Ona salomatligi bevosita homiladorlik davrida psixologik moslashuv darajasiga bog‘liqdir. Ruhiy jihatdan barqaror, o‘zini xotirjam va ishonchli his qilgan ayollarda homiladorlik jarayoni nisbatan yengil kechadi, tug‘ruqdan keyingi tiklanish davri ham qisqaradi. Aksincha, psixologik moslashuv yetarli bo‘lmaganda, ruhiy tushkunlik, xavotir, hatto depressiya kabi holatlar kuzatiladi. Bu nafaqat onaning o‘ziga, balki homilaning rivojlanishiga ham salbiy ta’sir ko‘rsatadi.

Shunday qilib, homiladorlik davrida psixologik moslashuv — bu faqat individual jarayon emas, balki keng ijtimoiy, tibbiy va psixologik mexanizmlar bilan uzviy bog‘liq murakkab tizimdir. Uni chuqur o‘rganish, bu jarayonning bosqichlari va muammolarini tahlil qilish, shuningdek, samarali qo‘llab-quvvatlash mexanizmlarini ishlab chiqish nafaqat ilmiy tadqiqotlar uchun, balki amaliy tibbiyot va psixologik yordam tizimi uchun ham dolzarbdir.

Homiladorlik inson hayotidagi o‘ziga xos bosqich bo‘lib, u nafaqat fiziologik balki psixologik, ijtimoiy va madaniy jarayonlar bilan ham chambarchas bog‘liqdir. Bu davrda ayolning hayoti tubdan o‘zgaradi, u yangi ijtimoiy rol — onalik roliga qadam qo‘yadi. Shuning uchun ham homiladorlik davrida psixologik moslashuvni o‘rganish nafaqat individual salomatlik, balki oilaviy farovonlik va jamiyatning sog‘lom kelajagini ta’minlash uchun ham muhim ahamiyatga ega.

Psixologik moslashuv tushunchasi ko‘plab olimlar tomonidan turlicha izohlanadi. Umuman olganda, bu insonning yangi vaziyatga moslashish, ichki resurslarini safarbar qilish va tashqi muhit talablariga javob qaytarish jarayonidir. Homiladorlik jarayoni aynan shunday yangi vaziyat bo‘lib, u bir vaqtning o‘zida quvonch, mas’uliyat, xavotir va noaniqlikni olib keladi. Shuning uchun homilador ayolning ruhiy dunyosi bir qancha o'zgarishlarga uchraydi. Ayrim hollarda bu o'zgarishlar ijobiy bo'lsa-da, boshqa hollarda ular stress, xavotir yoki depressiv holatlar bilan kechishi mumkin.

Zamonaviy psixologik tadqiqotlarda homiladorlik davrida ayollarni qo'llab-quvvatlashning muhimligi keng o'rganilmoqda. Masalan, ijtimoiy-psixologik yondashuvlarga ko'ra, homilador ayollarda stressni kamaytirishda eng muhim omillardan biri oilaning qo'llab-quvvatlashi hisoblanadi. Turmush o'rtog'ining e'tibori va yordam ko'rsatishi, ota-onalar yoki yaqin qarindoshlarning ijobiy munosabati homilador ayol ruhiyatida xotirjamlikni kuchaytiradi. Aksincha, oilaviy nizolar, ijtimoiy bosim, yetarli moddiy ta'minotning yo'qligi ayolning psixologik moslashuvini qiyinlashtiradi.

Homiladorlik davrida stress manbalari turlicha bo'lishi mumkin. Ularning ba'zilari ichki omillar bilan bog'liq, masalan, homiladorlik jarayonida yuz beradigan gormonal o'zgarishlar, kelajakdagi onalik roli haqida xavotirlar yoki tug'ruq jarayoni bo'yicha qo'rquv. Boshqa manbalar esa tashqi omillar bilan izohlanadi, jumladan, ijtimoiy qo‘llab-quvvatlashning yetishmasligi, iqtisodiy qiyinchiliklar yoki mehnat sharoitidagi stress. Ayrim hollarda ayolning oldingi salbiy tajribalari — masalan, o‘tmishda homiladorlikning muvaffaqiyatsiz tugashi — ham psixologik bosimni kuchaytiradi.

Ilmiy izlanishlar shuni ko‘rsatadiki, homiladorlik davrida kechadigan kuchli stress ona organizmida fiziologik o‘zgarishlarga olib kelishi mumkin. Masalan, stress gormonlarining ortiqcha ishlab chiqarilishi homilaning rivojlanishiga salbiy ta’sir qiladi, erta tug‘ruq xavfini oshiradi va hatto bola tug‘ilgandan keyin uning psixik rivojlanishida ham muammolar keltirib chiqarishi mumkin. Shu sababli, stressni kamaytirish va psixologik moslashuvni yaxshilash nafaqat ayol, balki bola salomatligi uchun ham muhim vazifadir.

Psixologik moslashuv jarayonida turli strategiyalar qo‘llaniladi. Ayrim ayollar ichki resurslarini safarbar qilib, o‘zini ruhiy jihatdan mustahkamlaydi. Bunday hollarda ular meditatsiya, ibodat, sport mashg‘ulotlari yoki ijodiy faoliyat orqali stressni yengishga harakat qiladilar. Boshqalar esa tashqi qo‘llab-quvvatlashga tayanadilar — do‘stlar bilan suhbat, psixologik maslahat yoki tibbiy xodimlarning yordami. Zamonaviy tadqiqotlarda ko‘rsatilishicha, ichki va tashqi resurslarni uyg‘unlashtirish homiladorlik davrida eng samarali psixologik moslashuv mexanizmlaridan biri hisoblanadi.

Psixologik qo‘llab-quvvatlash tizimida sog‘liqni saqlash sohasi ham muhim o‘rin tutadi. Shifokorlar, akusherlar va psixologlar homilador ayollarning ruhiy holatini muntazam kuzatib borishi, zarur hollarda maxsus treninglar, seminarlar yoki individual maslahatlar tashkil qilishi zarur. Jahon sog‘liqni saqlash tashkiloti tomonidan o‘tkazilgan tadqiqotlar homiladorlik davrida psixologik yordamning muntazam ta’minlanishi tug‘ruq jarayonining yengil o‘tishi va tug‘ruqdan keyingi depressiya xavfini sezilarli darajada kamaytirishini ko‘rsatgan.

Bundan tashqari, madaniy omillar ham homiladorlik davrida psixologik moslashuv jarayoniga ta’sir ko‘rsatadi. Ayrim jamiyatlarda homiladorlik ayol hayotining eng sharafli davri sifatida qaralsa, boshqalarida u ko‘proq mehnat yoki moddiy mas’uliyat bilan bog‘lanadi. Shu sababli, ayollarning homiladorlik haqidagi qarashlari va his-tuyg'ulari madaniy qadriyatlar bilan uzviy bog'liq. Bu esa homilador ayollarga psixologik yordam ko'rsatishda individual yondashuvni talab qiladi. Masalan, ayrim madaniyatlarda diniy qadriyatlar stressni yengishda asosiy tayanch bo'lsa, boshqa jamiyatlarda ijtimoiy aloqalar va jamoaviy qo'llab-quvvatlash kuchliroq rol o'ynaydi.

Ona salomatligini mustahkamlashda psixologik moslashuvning ta'siri tobora ko'proq ilmiy asosda isbotlanmoqda. Ruhiy jihatdan barqaror, o'zini ishonchli his qilgan ayollarda immunitet tizimi yaxshiroq ishlaydi, homiladorlik jarayoni nisbatan yengil kechadi, homilaning rivojlanishi me'yorida bo'ladi. Aksincha, psixologik noqulayliklar va stress salbiy oqibatlarga olib kelishi mumkin. Shu sababli, psixologik yordamni homiladorlik jarayonining ajralmas qismi sifatida ko'rish zarur.

Xulosa qilib aytganda, homiladorlik davrida psixologik moslashuv, stressni boshqarish va qo'llab-quvvatlash mexanizmlari ona va bola salomatligining eng muhim omillaridan biridir. Bu jarayonni o'rganish va amaliyotga joriy etish orqali nafaqat individual, balki ijtimoiy darajada ham sog'lom avlodni tarbiyalash uchun mustahkam poydevor yaratish mumkin. Psixologik barqarorlikka ega bo'lgan ayol o'zini ishonchli his qiladi, oilada ijobiy muhitni shakllantiradi va farzandini sog'lom tarbiyalash uchun zarur sharoit yaratadi. Shuning uchun ham homiladorlik davrida psixologik moslashuv masalasi ilmiy tadqiqotlar va amaliy faoliyatda dolzarb masala bo'lib qolmoqda.

# Bob I. Homiladorlik davrida psixologik moslashuvning nazariy asoslari

## 1.1. Homiladorlik davrida organizmda yuz beradigan fiziologik va psixologik o‘zgarishlar

Homiladorlik inson hayotidagi eng murakkab va mas’uliyatli davrlardan biridir. Bu jarayon faqatgina yangi hayotning shakllanishi bilan emas, balki ayol organizmida yuz beradigan tubdan fiziologik va psixologik o‘zgarishlar bilan ham ajralib turadi. Homiladorlikning har bir bosqichi o‘ziga xos biologik mexanizmlarni ishga tushiradi, bu esa ayolning ruhiy dunyosiga ham bevosita ta’sir ko‘rsatadi. Shuning uchun bu davrni chuqur o‘rganish nafaqat tibbiyot, balki psixologiya, sotsiologiya va hatto pedagogika uchun ham muhim ilmiy yo‘nalish hisoblanadi.

Fiziologik jihatdan qaraganda, homiladorlik boshlanishi bilan ayol organizmida gormonal tizim faoliyati tubdan o‘zgaradi. Progesteron, estrogen va boshqa ko‘plab gormonlar miqdorining keskin ortishi ayolning ichki muvozanatini o‘zgartiradi. Progesteron asosan homilani bachadonda saqlab qolish uchun javobgar bo‘lsa, estrogen ona organizmidagi qon aylanish tizimini kuchaytiradi va sut bezlarining rivojlanishini ta’minlaydi. Shu bilan birga, bu gormonlar asab tizimiga ham ta’sir ko‘rsatadi, natijada ayollarda kayfiyat tez-tez o‘zgarishi, sezgirlik kuchayishi yoki ba’zi hollarda befarqlik kuzatilishi mumkin.

Shuningdek, homiladorlik davrida yurak-qon tomir tizimi ham katta bosim ostida qoladi. Ayol yuragi har daqiqada ko‘proq qon haydashga majbur bo‘ladi, chunki endi u nafaqat o‘zining, balki homilaning ham ehtiyojlarini qondirishi kerak. Shu sababli qon bosimida o‘zgarishlar, tez charchash, ba’zan bosh aylanishi kabi holatlar kuzatiladi. Nafas olish tizimida ham sezilarli o‘zgarishlar ro‘y beradi, chunki o‘sayotgan bachadon diafragmani yuqoriga ko‘tarib yuboradi va ayolda tezroq nafas olishga ehtiyoj tug‘iladi.

Ovqat hazm qilish tizimi ham homiladorlik davrida sezilarli darajada ta’sirlanadi. Progesteron ta’sirida ichak faoliyati sekinlashadi, bu esa ko‘ngil aynishi, qabziyat yoki hazm qilish muammolarini keltirib chiqaradi. Ayrim ayollarda esa ishtaha keskin ortishi, turli xil taomlarga bo‘lgan qiziqishning o‘zgarishi yoki homiladorlikning dastlabki oylarida ovqatdan jirkanish hollari kuzatiladi. Bu jarayonlar fiziologik jihatdan normal bo‘lsa-da, ayolning ruhiy dunyosiga salbiy ta’sir qilishi mumkin.

Fiziologik o‘zgarishlar bilan bir qatorda, homiladorlik psixologik jihatdan ham katta sinov davri hisoblanadi. Bu davrda ayol o‘zini kelajakdagi ona roliga tayyorlash bilan birga, jamiyatda yangi mavqe kasb etishga ham kirishadi. Ruhiy o‘zgarishlarning eng asosiy sababi — gormonal fonning o‘zgarishi va psixologik bosimlarning kuchayishidir. Ayrim ayollarda homiladorlik davrida o‘ziga ishonchsizlik, tashqi ko‘rinishidan norozilik, kelajakdagi mas’uliyat haqida ortiqcha xavotirlar paydo bo‘ladi. Bu holatlar normal fiziologik jarayonlarning psixologik talqini sifatida namoyon bo‘ladi.

Homiladorlik davrida psixologik moslashuv uch asosiy bosqichdan iborat bo‘lishi mumkin. Birinchi bosqich — homiladorlik haqidagi xabarni qabul qilish davri. Bu davrda ayolda quvonch, hayajon bilan bir qatorda, qo‘rquv va xavotir ham kuzatiladi. Ikkinchi bosqich — homiladorlikning davomiy jarayoni, ya'ni organizm o'zgarishlariga moslashish davri. Bu paytda ayol o'zining yangi hayot tarziga asta-sekin ko'nikadi, o'zini kelajakdagi ona sifatida tasavvur qila boshlaydi. Uchinchi bosqich esa tug'ruqqa tayyorgarlik davri bo'lib, bu davrda psixologik taranglik yana kuchayadi, chunki tug'ruq jarayoni ko'plab noma'lumliklarni o'z ichiga oladi.

Ayollarning psixologik holati, ko'pincha, ijtimoiy omillar bilan ham belgilanadi. Agar homilador ayol oilasidan va turmush o'rtog'idan kuchli qo'llab-quvvatlash olsa, u o'zini yanada ishonchli his qiladi va stressni yengilroq boshdan kechiradi. Aksincha, qo'llab-quvvatlashning yetishmasligi yoki oilaviy nizolar psixologik bosimni kuchaytirib, depressiv kayfiyatga olib kelishi mumkin. Shu sababli, homiladorlik davrida oilaviy va ijtimoiy muhit ruhiy barqarorlikning eng muhim omili hisoblanadi.

Bundan tashqari, homiladorlik jarayonida ayolning uyqu ritmi ham sezilarli darajada buziladi. Ba'zan bu holat fiziologik sabablar bilan bog'liq, masalan, bachadonning kattalashishi tufayli uyqudagi noqulaylik. Ammo ba'zan uyqusizlik psixologik omillar bilan, ya'ni tashvish, qo'rquv va hayajon bilan bog'liq bo'ladi. Uyqusizlik esa o'z navbatida ruhiy holatni yanada yomonlashtirib, stress darajasini oshiradi.

Ilmiy tadqiqotlar shuni ko'rsatadiki, homiladorlik davrida fiziologik va psixologik o'zgarishlar o'zaro chambarchas bog'liq. Masalan, gormonal o'zgarishlar ayolning ruhiy holatiga bevosita ta'sir qilsa, aksincha, kuchli stress va psixologik taranglik ham fiziologik jarayonlarga salbiy ta'sir ko'rsatadi. Shuning uchun ham bu davrni faqat tibbiy nuqtai nazardan emas, balki psixologik va ijtimoiy nuqtai nazardan ham baholash muhimdir.

Homiladorlik davri — bu ayol organizmida yuz beradigan fiziologik va psixologik o'zgarishlarning uyg'un jarayoni. Bu davrda yuz beradigan jarayonlarni to'g'ri tushunish va ularga moslashish ona va homila salomatligi uchun hal qiluvchi ahamiyatga ega. Shu bois, ilmiy tadqiqotlarda ham, amaliy tibbiyotda ham homiladorlikni kompleks yondashuv asosida o'rganish dolzarb masala bo'lib qolmoqda.

Homiladorlik davrida organizmda sodir bo‘ladigan fiziologik o‘zgarishlar inson tanasining moslashuvchanligi va hayotni davom ettirish mexanizmlarining naqadar murakkab ekanligini ko‘rsatadi. Bu o‘zgarishlarning asosiy maqsadi homila rivojlanishini ta’minlash, ona organizmini tug‘ruq jarayoniga tayyorlash va yangi tug‘ilgan chaqaloqni boqishga moslashtirishdir. Shu sababli, deyarli barcha tizimlarda – endokrin, yurak-qon tomir, immun, nerv va reproduktiv tizimlarda sezilarli o‘zgarishlar kuzatiladi. Ushbu o‘zgarishlarning ta’siri esa nafaqat biologik, balki psixologik darajada ham namoyon bo‘ladi.

Homiladorlikning ilk oylarida eng muhim o‘zgarishlardan biri immun tizimida ro‘y beradi. Ona organizmi uchun homila aslida yarim begona hujayralar majmuasi hisoblanadi, chunki unda otaning genetik materiali ham mavjud. Shunga qaramay, immun tizim homilani rad etmaydi, balki moslashuv mexanizmlari ishga tushadi. Ba’zi olimlar buni “immun tolerantlik” deb atashadi. Bu holat homilani himoya qilsa-da, ona organizmini ayrim yuqumli kasalliklarga nisbatan zaiflashtirishi mumkin. Shu bois homilador ayollarda shamollash yoki virusli infeksiyalar xavfi ko‘proq bo‘ladi. Bunday immun o‘zgarishlarning o‘zi ham ruhiy bosimni kuchaytiradi, chunki homilador ayol o‘z salomatligidan ko‘proq xavotir ola boshlaydi.

Yana bir muhim fiziologik o‘zgarish — qon aylanish tizimida yuz beradi. Homiladorlikning o‘rtalariga kelib, ayol organizmidagi qon hajmi deyarli 40-50 foizga ortadi. Bu holat homilani kislorod va oziq moddalar bilan ta’minlash uchun zarur bo‘lsa-da, onada yurak faoliyatiga qo‘shimcha yuk tushishiga olib keladi. Qon hajmining ortishi ba’zan oyoqlarda shish, varikoz yoki yurak urishining tezlashishi kabi alomatlarni keltirib chiqaradi. Psixologik jihatdan esa ayol o‘z tanasidagi bu o‘zgarishlardan noqulaylik sezadi, o‘zini zaif his qilishi mumkin.

Shuningdek, homiladorlik davrida endokrin tizim faoliyati ham sezilarli darajada faollashadi. Qalqonsimon bez faoliyati ortadi, bu esa ona metabolizmini tezlashtiradi va homilaning nerv tizimi shakllanishida muhim rol o‘ynaydi. Insulin sezuvchanligining pasayishi tufayli homiladorlik diabeti deb ataladigan vaqtinchalik kasallik ham yuzaga kelishi mumkin. Bu holat ona uchun jiddiy xavf tug'dirishi bilan birga, ruhiy jihatdan ham qo'shimcha stress manbai bo'lib xizmat qiladi. Ayol kelajakdagi farzandining salomatligidan xavotirlanadi, o'zining ovqatlanish rejimini o'zgartirishga majbur bo'ladi, bu esa uning kundalik hayot tarziga bevosita ta'sir qiladi.

Psixologik o'zgarishlarga to'xtalsak, homiladorlik jarayonida ayollarda o'zini idrok qilish, kelajakni rejalashtirish va ijtimoiy rolni qayta ko'rib chiqish jarayoni sodir bo'ladi. Homilador ayol asta-sekin o'zini "ona" sifatida tasavvur qila boshlaydi. Bu jarayon har doim ham silliq kechavermaydi, chunki ayolning ichki dunyosida qarama-qarshiliklar yuzaga keladi: bir tomondan, u farzand kutayotganidan quvonadi, ikkinchi tomondan esa, kelajakdagi mas'uliyat va hayot tarzidagi o'zgarishlar haqida tashvishlanadi. Bu ruhiy holat ko'pincha "emotsional labillik" sifatida namoyon bo'ladi.

Homiladorlik davrida ayolning tashqi ko'rinishi ham sezilarli o'zgaradi. Tana vaznining ortishi, teri cho'zilishi, soch va tirnoqlardagi o'zgarishlar ko'plab ayollarda o'ziga bo'lgan ishonchning kamayishiga olib keladi. Psixologiyada bu holat "tana imiji inqirozi" deb yuritiladi. Agar ayol yaqinlari tomonidan yetarli darajada qo'llab-quvvatlanmasa, bu jarayon depressiv kayfiyatni kuchaytirishi mumkin. Ammo ijobiy qo'llab-quvvatlash mavjud bo'lsa, aksincha, ayol o'zini yanada kuchli his qiladi va bu o'zgarishlarni tabiiy jarayon sifatida qabul qiladi. Shuningdek, homiladorlik davridagi psixologik o'zgarishlarning muhim jihatlaridan biri – onalik instinktining rivojlanishidir. Ayol asta-sekin homilani "shaxs" sifatida his qila boshlaydi, unga murojaat qiladi, gapiradi yoki musiqalar eshittiradi. Ilmiy tadqiqotlar ko'rsatishicha, ona homilaga qaratgan bunday emotsional e'tibor chaqaloq tug'ilgandan keyingi ona-bola munosabatining mustahkamlanishiga yordam beradi. Bu holat psixologik moslashuvning ijobiy ko'rinishi sifatida talqin qilinadi.

Shu bilan birga, ba'zi ayollarda homiladorlik davrida xavotirli buzilishlar, depressiv epizodlar yoki hatto panik hujumlar paydo bo'lishi mumkin. Bunday holatlar ko'proq psixologik barqarorligi past, stressga chidamliligi zaif yoki oilaviy qo'llab-quvvatlash yetishmaydigan ayollarda uchraydi. Shu sababli, homiladorlik jarayonida psixologik monitoring va psixoprofilaktika muhim ahamiyatga ega.

Ilmiy adabiyotlarda homiladorlik davridagi o'zgarishlarni "transtsendent tajriba" sifatida ham izohlanadi. Ya'ni, bu davrda ayolning ruhiyati yangi sifat bosqichiga ko'tariladi, u o'z hayotining ma'nosini qayta kashf etadi. Bu jarayon ayrim hollarda kuchli stress bilan kechsa-da, natijada ayol shaxsiy o'sishga, hayotiy qadriyatlarni qayta baholashga erishadi. Demak, homiladorlik davridagi psixologik o'zgarishlar nafaqat qiyinchilik, balki yangi imkoniyatlar davri hamdir.

Shuni alohida ta'kidlash kerakki, homiladorlik davrida yuz beradigan o'zgarishlar har bir ayolda turlicha namoyon bo'ladi. Bu farq genetik omillar, sog'liq holati, ijtimoiy sharoit, ta'lim darajasi va psixologik xususiyatlarga bog'liq. Shu sababli homiladorlik davrini o'rganishda individual yondashuv muhim hisoblanadi. Masalan, ayrim ayollar homiladorlikni "hayotining eng baxtli davri" sifatida eslab qolsa, boshqalar uni kuchli stress va tashvish davri sifatida qabul qilishi mumkin.

Xulosa qilib aytganda, homiladorlik davridagi fiziologik va psixologik o‘zgarishlar murakkab, ko‘p qirrali va o‘zaro chambarchas bog‘liq jarayonlardir. Bu jarayonlarni chuqur tushunish, ayollarga ilmiy asoslangan maslahatlar berish va ularni psixologik hamda ijtimoiy qo‘llab-quvvatlash orqali ona va bola salomatligini yaxshilash mumkin. Har bir bosqichni alohida e’tibor bilan kuzatish, organizmning tabiiy moslashuv mexanizmlarini to‘g‘ri baholash va ruhiy holatni mustahkamlash homiladorlik jarayonini sog‘lom va ijobiy kechirish uchun zarur shart hisoblanadi.

## 1.2. Psixologik moslashuv tushunchasi va uning nazariy asoslari

Psixologik moslashuv inson hayotidagi eng muhim jarayonlardan biri bo'lib, u shaxsning turli sharoit va vaziyatlarga moslashishi, ichki muvozanatini saqlab qolishi va hayot sifatini yaxshilashga qaratilgan psixik faoliyat tizimi sifatida talqin qilinadi. Bu tushuncha keng qamrovli bo'lib, nafaqat oddiy hayotiy vaziyatlarga, balki stress, kasallik, hayotiy inqiroz yoki homiladorlik kabi maxsus davrlarda ham dolzarb ahamiyat kasb etadi. Psixologik moslashuv nazariyasi turli ilmiy maktablar tomonidan turlicha izohlangan bo'lsa-da, ularning barchasi shaxsning tashqi ta'sirlar bilan ichki ehtiyojlari o'rtasida muvozanat topishga intilishini asosiy markazga qo'yadi.

Psixologiyada moslashuv tushunchasi birinchi navbatda biologik moslashuv nazariyalaridan kelib chiqqan. Charlz Darvinning evolyutsion qarashlariga ko'ra, barcha tirik mavjudotlar yashab qolish uchun tashqi muhit sharoitlariga moslashishga majbur. Inson esa nafaqat biologik, balki psixologik jihatdan ham moslashuvchanlik xususiyatiga ega. Masalan, yangi ijtimoiy vaziyatlar, yangi rollar yoki stressli sharoitlar shaxsning ruhiy dunyosida qayta ishlanadi va unga nisbatan ma'lum xatti-harakat shakllanadi. Shu jihatdan qaraganda, psixologik moslashuv insonning tashqi muhit talablariga javob berish jarayoni sifatida izohlanadi.

Freyd psixoanalitik nazariyasi doirasida moslashuvni insonning ongsiz ehtiyojlari va ijtimoiy talablar o'rtasidagi kurashni muvozanatlash mexanizmi sifatida talqin qilgan. Uning fikricha, inson ichki instinktiv kuchlarni "Men" (Ego) orqali boshqarib, tashqi talablar bilan uyg'unlashtiradi. Shu bilan birga, psixologik moslashuv jarayonida himoya mexanizmlari – repressiya, sublimatsiya, regressiya kabi psixologik usullar ham faoliyat ko'rsatadi. Bu mexanizmlar shaxsni kuchli stressdan saqlashga yordam beradi.

Kognitiv psixologiya nuqtai nazaridan esa psixologik moslashuv insonning fikrlash jarayoni orqali ro'y beradi. Masalan, Piagetning kognitiv rivojlanish nazariyasida "assimilyatsiya" va “akomodatsiya” tushunchalari mavjud. Assimilyatsiya – yangi ma’lumotlarni mavjud bilimlar tizimiga kiritish, akomodatsiya esa mavjud bilimlarni yangi sharoitga moslashtirishdir. Shu asosda inson yangi tajribalarni o‘zlashtirib, muhitga psixologik moslashuvni amalga oshiradi.

Gumanistik psixologiya vakillari – Maslou va Rodjers psixologik moslashuvni shaxsning o‘zini o‘zi amalga oshirish jarayoni bilan bog‘lashgan. Maslou nazariyasiga ko‘ra, insonning asosiy ehtiyojlari qondirilgach, u o‘z imkoniyatlarini to‘liq ro‘yobga chiqarishga intiladi. Bu esa shaxsning ichki va tashqi muhit o‘rtasida uyg‘unlikka erishishi orqali sodir bo‘ladi. Rodjers esa shaxsning “men-kontsepsiyasi” va uning real hayotiy tajribasi o‘rtasidagi muvozanatni psixologik moslashuvning asosi deb biladi. Agar ushbu muvozanat buzilsa, shaxsda stress, xavotir yoki depressiya paydo bo‘ladi.

Psixologik moslashuvning nazariy asoslari orasida sotsiopsixologik yondashuv ham alohida ahamiyatga ega. Inson o‘zining ijtimoiy muhitida, ya’ni oilada, jamiyatda, ish joyida yoki turli guruhlarda moslashishga majbur. Ijtimoiy rollar nazariyasi bo'yicha, har bir shaxs turli vaziyatlarda turli ijtimoiy rollarni bajaradi va bu rollar moslashuv jarayonini belgilaydi. Homilador ayol misolida, u avvalo o'zining "ona" rolini qabul qilib, unga mos xatti-harakatlarni ishlab chiqadi.

Psixologik moslashuv tushunchasi zamonaviy nevropsixologik tadqiqotlar orqali ham izohlanmoqda. Tadqiqotlar shuni ko'rsatadiki, kuchli stress yoki yangi sharoitga moslashuv jarayonida inson miya faoliyatida neyroplastiklik sodir bo'ladi. Ya'ni, miya neyronlari yangi aloqalar hosil qiladi, natijada shaxs yangi tajribalarga ko'nikib, ruhiy barqarorlikni ta'minlay oladi. Bu holat homiladorlik davrida ham kuzatiladi, chunki ayolning miya faoliyatida "onalik instinkti" bilan bog'liq neyroaktivlik ortadi.

Shuni ham ta'kidlash kerakki, psixologik moslashuv faqat tashqi sharoitga moslashish emas, balki ichki resurslarni safarbar qilishni ham o'z ichiga oladi. Stressli vaziyatlarda ayrim insonlar muammoni yechishga qaratilgan faol strategiyalarni qo'llaydi, boshqalar esa passiv yoki himoya mexanizmlariga tayanadi. Bu jarayonlarning barchasi shaxsning individual xususiyatlari, tarbiyasi, ijtimoiy tajribasi va biologik omillarga bog'liq.

Psixologik moslashuvning eng muhim ko'rsatkichlaridan biri – shaxsning emotsional barqarorligi. Agar inson turli vaziyatlarda ham ichki xotirjamlikni saqlab qolsa, bu uning yuqori darajadagi moslashuvchanligini ko'rsatadi. Aksincha, tez-tez stressga tushish, tashvish yoki depressiv kayfiyat psixologik moslashuvning sustligini anglatadi. Shuningdek, insonning ijtimoiy munosabatlari, o'ziga bo'lgan ishonchi va hayotiy maqsadlari ham moslashuv darajasiga bevosita ta'sir qiladi.

Psixologik moslashuv tushunchasi shaxsning tashqi va ichki muhit o'rtasida muvozanat o'rnatish qobiliyatini ifodalaydi. Bu jarayon turli nazariy maktablar tomonidan turlicha talqin etilgan bo'lsa-da, ularning barchasi insonning barqarorligini ta'minlash va hayot sifatini yaxshilashni asosiy maqsad sifatida ko'rsatadi. Ayniqsa, homiladorlik davrida bu tushuncha yanada dolzarb bo'ladi, chunki bu davrda ayolning fiziologik, emotsional va ijtimoiy hayoti tubdan o'zgaradi va ularni muvaffaqiyatli yengib o'tish psixologik moslashuv darajasiga bevosita bog'liqdir.

Psixologik moslashuv inson hayotining turli davrlarida turlicha namoyon bo'ladi. Ayniqsa, hayotiy inqiroz davrlari yoki muhim o'zgarishlar chog'ida uning ahamiyati keskin ortadi. Nazariy jihatdan bu tushuncha ko'plab fanlar kesishmasida o'rganilgan: psixologiya, sotsiologiya, falsafa, biologiya, hatto tibbiyot ham psixologik moslashuv jarayonlariga e'tibor qaratadi. Har bir yondashuv insonning shaxsiy tajribasi, ijtimoiy munosabatlari va biologik omillari o'rtasidagi murakkab aloqalarni o'ziga xos tarzda izohlaydi.

Psixologik moslashuv tushunchasini chuqurroq anglash uchun, avvalo, uning komponentlarini tahlil qilish zarur. Olimlarning fikricha, psixologik moslashuv quyidagi asosiy tarkibiy qismlardan iborat: kognitiv (bilim va tushunchalar bilan bog'liq), emotsional (his-tuyg'ularni boshqarish), ijtimoiy (atrofdagilar bilan muloqot va munosabatlarni muvofiqlashtirish) va xulqiy (moslashuvchan xatti-harakatlarni shakllantirish) jihatlar.

Bularning barchasi birgalikda shaxsning turli vaziyatlarga samarali moslashuvini ta'minlaydi.

Masalan, kognitiv jihatdan inson yangi vaziyatni idrok qiladi, uni tahlil qiladi va mavjud bilimlari bilan solishtiradi. Bu jarayon orqali u vaziyatga nisbatan to'g'ri qaror qabul qiladi. Emotsional jihatdan esa, shaxs stress yoki xavotirni yengishga, ijobiy kayfiyatni saqlashga intiladi. Ijtimoiy jihat shuni anglatadiki, inson o'z yaqinlari, jamiyat yoki hamkasblari bilan hamkorlikda muammolarni hal qiladi. Xulqiy jihat esa real hayotiy amaliy qadamlar – yangi odatlar shakllantirish, zararli odatlardan voz kechish yoki sog'lom turmush tarzini yo'lga qo'yish orqali ro'yobga chiqadi.

Nazariy manbalarda psixologik moslashuvning bir nechta yondashuvlari alohida ko'rsatib o'tiladi. Biologik yondashuvga ko'ra, insonning psixologik moslashuvi asosan stressga javob beruvchi fiziologik mexanizmlar bilan belgilanadi. Masalan, Gans Selyening "stress nazariyasi"da moslashuv jarayoni uch bosqichda kechadi: ogohlantirish, qarshilik va charchash. Agar inson doimiy ravishda stress ostida qolsa, uning moslashuv mexanizmlari zaiflashadi va ruhiy hamda jismoniy salomatlikka salbiy ta'sir qiladi.

Sotsiologik yondashuv esa insonning moslashuvini uning ijtimoiy muhitidagi o'rniga bog'laydi. Shaxs ijtimoiy guruhning qadriyatlari va me'yorlariga qanchalik tez va muvaffaqiyatli moslashsa, uning psixologik barqarorligi shunchalik kuchli bo'ladi. Bu jarayon ayniqsa homilador ayollar hayotida yaqqol ko'rinadi: u oila a'zolari, jamiyat va tibbiy tizim tomonidan qo'llab-quvvatlansa, psixologik moslashuv jarayoni yengil kechadi. Aks holda, izolyatsiya, tushkunlik yoki ruhiy inqiroz ehtimoli ortadi.

Falsafiy nuqtai nazardan esa, moslashuv insonning hayot mazmunini anglash jarayonining bir qismi hisoblanadi. Inson hayotida ro'y beradigan muhim o'zgarishlarni, masalan, onalik rolini qabul qilishni, u o'zining ichki qadriyatlari va hayotiy maqsadlari bilan uyg'unlashtirishi kerak. Agar bu uyg'unlikka erishilsa, psixologik moslashuv muvaffaqiyatli kechadi va shaxs o'z hayotidan mamnun bo'ladi.

Shuni alohida ta'kidlash lozimki, psixologik moslashuv faqat tashqi vaziyatlarga passiv tarzda ko'nikish emas, balki faol jarayon sifatida ham qaraladi. Inson yangi vaziyatni o'zgartirish, uni o'z manfaatiga yo'naltirish yoki unga ijodkorona yondashish orqali ham moslashuvni amalga oshirishi mumkin. Bu holat "faol moslashuv" deb yuritiladi. Masalan, homilador ayol o'zida paydo bo'lgan emotsional o'zgarishlarni faqat qabul qilibgina qolmay, balki ularni boshqarish uchun psixologik mashg'ulotlar, meditatsiya yoki sport bilan shug'ullanishni tanlashi mumkin.

Psixologik moslashuvning nazariy asoslari orasida zamonaviy stress boshqaruvi konsepsiyalari ham muhim o'rin tutadi. Lazarus va Folkman tomonidan ishlab chiqilgan "kognitiv baholash nazariyasi" shuni ko'rsatadiki, stressli vaziyatning o'zi emas, balki unga beriladigan subyektiv baho psixologik moslashuv darajasini belgilaydi. Ya'ni, bir xil vaziyatni turli insonlar turlicha qabul qiladi: kimdir uni imkoniyat sifatida ko'radi, kimdir esa xavf deb biladi. Demak, insonning ichki dunyosi va fikrlash tarzini o'zgartirish orqali uning moslashuvchanligini kuchaytirish mumkin.

Homiladorlik davrida psixologik moslashuv nazariy jihatdan alohida o‘rganiladi. Bu davrda ayol organizmi va psixikasi ulkan o‘zgarishlarga uchraydi: gormonal fon o‘zgaradi, yangi ijtimoiy rol shakllanadi, kelajak haqidagi xavotir va mas’uliyat hissi ortadi. Shuning uchun psixologik moslashuv homiladorlikning salomatlik va farovonlik jihatidan kechishini belgilovchi asosiy omillardan biridir. Tadqiqotlar shuni ko‘rsatadiki, homiladorlik davrida yuqori darajadagi psixologik moslashuv homila salomatligiga ham ijobiy ta’sir ko‘rsatadi.

Psixologik moslashuv jarayonini tushuntiruvchi nazariy modellar orasida “resurslarni saqlash nazariyasi” ham diqqatga sazovor. Bu nazariya shaxsning moslashuvchanligi uning mavjud resurslari – vaqt, energiya, ijtimoiy qo‘llab-quvvatlash, bilim va ko‘nikmalar bilan belgilanadi, deb hisoblaydi. Agar insonda resurslar yetarli bo‘lsa, u yangi vaziyatlarga muvaffaqiyatli moslasha oladi. Aks holda, resurslar tugab borishi bilan stress kuchayadi va psixologik muammolar paydo bo‘ladi.

Nazariy jihatdan psixologik moslashuvning dinamik jarayon ekanligi ham muhimdir. U bir marta amalga oshib qoladigan hodisa emas, balki uzluksiz, vaqt davomida o'zgarib boradigan holatdir. Masalan, homilador ayolning psixologik moslashuvi homiladorlikning ilk oylarida ko'proq fiziologik o'zgarishlarni qabul qilish bilan bog'liq bo'lsa, keyingi bosqichlarda kelajakdagi onalik roliga tayyorlanish, ijtimoiy qo'llab-quvvatlash tizimlarini shakllantirish bilan bog'liq bo'ladi.

Shuningdek, zamonaviy psixologik tadqiqotlarda moslashuvning madaniy jihatlari ham o'rganilmoqda. Turli jamiyatlarda homiladorlikka bo'lgan munosabat, onalik qadriyatlari, ayollarga nisbatan ijtimoiy qo'llab-quvvatlash darajasi turlicha. Bu esa ayollarning psixologik moslashuv jarayonlariga ham bevosita ta'sir qiladi. Masalan, ayrim jamiyatlarda onalik oliy qadriyat sifatida qaraladi va homilador ayollarga keng imkoniyatlar yaratiladi. Bunday sharoitda psixologik moslashuv yengil kechadi. Ammo boshqa jamiyatlarda ayolga yetarlicha yordam ko'rsatilmasa, u ruhiy qiyinchiliklarga duch kelishi mumkin.

Yuqorida qayd etilgan nazariy yondashuvlar psixologik moslashuv tushunchasining qanchalik ko‘p qirrali ekanligini ko‘rsatadi. Biologik, psixologik, ijtimoiy va madaniy omillar birgalikda bu jarayonni shakllantiradi. Shaxsning individual xususiyatlari – temperament, xarakter, hayotiy tajriba ham moslashuv samaradorligini belgilaydi. Shu sababli, psixologik moslashuvni o‘rganishda kompleks yondashuv, ya’ni turli fanlar va nazariyalar uyg‘unligi muhim ahamiyat kasb etadi.

Xulosa sifatida aytish mumkinki, psixologik moslashuvning nazariy asoslari insonning tashqi va ichki dunyosi o‘rtasidagi murakkab muvozanat jarayonini izohlab beradi. U shaxsni stressdan himoya qiladi, ijtimoiy muhitga moslashtiradi va hayot mazmunini boyitadi. Ayniqsa, homiladorlik davrida bu jarayonning nazariy asoslarini bilish amaliy jihatdan ham muhimdir, chunki ayollarning psixologik moslashuvini qo‘llab-quvvatlash orqali nafaqat ularning ruhiy salomatligi, balki kelajak avlodning sog‘lom rivojlanishi ham ta’minlanadi.

## 1.3. Homiladorlik davrida psixologik moslashuvga ta'sir etuvchi omillar

Homiladorlik inson hayotidagi eng murakkab va mas'uliyatli davrlardan biri bo'lib, unda organizmda sodir bo'ladigan fiziologik o'zgarishlar bilan bir qatorda, chuqur psixologik jarayonlar ham kechadi. Psixologik moslashuv jarayonining muvaffaqiyatli kechishi bir qator omillarga bog'liq bo'lib, ular biologik, psixologik, ijtimoiy va madaniy jihatlarni qamrab oladi. Har bir omilning o'zaro ta'siri ayolning ruhiy barqarorligi va homiladorlikning sog'lom kechishini belgilaydi. Shuning uchun ham bu omillarni alohida tahlil qilish nazariy va amaliy nuqtai nazardan muhimdir.

Avvalo, biologik omillarni ko'rib chiqish zarur. Homiladorlik davrida gormonal fon keskin o'zgaradi. Estrogen, progesteron va boshqa gormonlarning miqdori oshishi nafaqat fiziologik jarayonlarga, balki ayolning kayfiyati, hissiy barqarorligi va psixologik holatiga ham ta'sir ko'rsatadi. Masalan, progesteron ko'pligi ba'zi ayollarda uyquchanlik, lanjlik va ruhiy sustlikni keltirib chiqaradi. Estrogenning keskin ko‘tarilishi esa ba’zan kayfiyatning tez-tez o‘zgarishi, hissiy sezgirlikning kuchayishiga olib keladi. Bu holatlarni tushunish muhim, chunki ular ayolning psixologik moslashuviga bevosita ta’sir etadi. Bunday davrda ayol o‘zini nazorat qilishni o‘rganishi, turmush o‘rtog‘i va yaqinlari esa uni qo‘llab-quvvatlashi zarur.

Ikkinchi biologik omil – organizmning umumiy salomatlik darajasi. Surunkali kasalliklar, avvalgi homiladorlikdagi asoratlar yoki reproduktiv tizimdagi muammolar ayolning psixologik holatiga qo‘shimcha yuk bo‘lishi mumkin. Agar ayolda sog‘liq bilan bog‘liq qo‘rquvlar bo‘lsa, u psixologik jihatdan o‘zini himoyasiz his qiladi va bu moslashuv jarayonini qiyinlashtiradi. Shu nuqtai nazardan, homiladorlik davrida muntazam tibbiy kuzatuv va profilaktik choralar psixologik barqarorlikni mustahkamlovchi omil hisoblanadi.

Psixologik omillar ham juda muhim o‘rin tutadi. Ayolning shaxsiy xususiyatlari, temperament, xarakter, stressga chidamlilik darajasi va hayotiy tajribasi uning psixologik moslashuv jarayoniga bevosita ta’sir qiladi. Masalan, introvert ayollar ko‘proq ichki kechinmalar bilan band bo‘lib, tashqi yordamga kam murojaat qilishadi, bu esa ularning ruhiy yukini oshiradi. Ekstrovert ayollar esa o‘z his-tuyg‘ularini boshqalar bilan baham ko‘rib, ijtimoiy qo‘llab-quvvatlash orqali stressni yengillashtirishi mumkin. Bundan tashqari, oldindan mavjud bo‘lgan ruhiy holatlar, masalan, xavotirli shaxs tipiga mansublik yoki depressiv kayfiyatga moyillik, homiladorlik davrida kuchayib ketishi mumkin.

Homiladorlikka bo‘lgan shaxsiy munosabat ham katta ahamiyatga ega. Rejalashtirilgan va istalgan homiladorlik ko‘pincha ijobiy emotsiyalar bilan kechadi va moslashuv jarayoni yengilroq bo‘ladi. Aksincha, kutilmagan homiladorlik ayolda stress, xavotir va hatto rad etish hissini uyg‘otishi mumkin. Bu holatda psixologik qo‘llab-quvvatlashning roli yanada oshadi. Shuningdek, ayolning ona bo‘lishga tayyorligi ham muhim omil: kimdir bu rolni quvonch bilan qabul qilsa, kimdir mas’uliyatdan cho‘chiydi.

Ijtimoiy omillar psixologik moslashuvga eng katta ta’sir ko‘rsatuvchi jihatlardan biridir. Oilaviy qo‘llab-quvvatlash – turmush o‘rtog‘i, ota-ona va boshqa yaqinlar tomonidan beriladigan e'tibor – ayolning ruhiy holatini mustahkamlaydi. Turmush o'rtog'ining mehr-muhabbati, ishonchi va hamkorligi homilador ayol uchun eng katta psixologik tayanchdir. Agar ayol yolg'iz qolsa yoki oila ichida kelishmovchiliklar bo'lsa, u o'zini ijtimoiy izolyatsiyada his qiladi va psixologik moslashuv qiyinlashadi.

Bundan tashqari, jamiyatdagi homiladorlikka bo'lgan munosabat ham muhim omil hisoblanadi. Ba'zi madaniyatlarda homilador ayollar katta hurmat va e'tibor bilan qarshi olinadi, ularga yengilliklar yaratiladi, bu esa psixologik moslashuvni yengillashtiradi. Boshqa jamiyatlarda esa homiladorlik oddiy hol sifatida qaralib, yetarlicha yordam ko'rsatilmasligi mumkin. Bu esa ayollarda ruhiy bosim va tashvishlarni kuchaytiradi.

Iqtisodiy omillar ham inkor etib bo'lmaydigan darajada muhimdir. Moliyaviy barqarorlik homilador ayolning kelajak haqidagi xavotirlarini kamaytiradi. Agar ayol o'zining moddiy ta'minoti va farzandni voyaga yetkazish uchun yetarli imkoniyatlarga ega ekanligini his qilsa, psixologik moslashuv samaraliroq kechadi.

Aks holda, iqtisodiy qiyinchiliklar ruhiy stressni kuchaytirishi mumkin. Shuningdek, zamonaviy sharoitda axborot omillari ham alohida ahamiyat kasb etadi. Internet va ijtimoiy tarmoqlar homiladorlikka oid ko‘plab ma’lumotlarni tarqatmoqda. Ayol bu ma’lumotlarni o‘rganib, foydali maslahatlarni qo‘llashi mumkin, lekin ba’zan noto‘g‘ri yoki haddan tashqari qo‘rqituvchi ma’lumotlar psixologik moslashuvni buzishi ham mumkin. Shu sababli, tibbiy va psixologik mutaxassislar tomonidan berilgan aniq va ilmiy asoslangan ma’lumotlarga tayanish muhimdir.

Homiladorlik davrida psixologik moslashuv ko‘plab omillarga bog‘liq holda shakllanadi. Biologik o‘zgarishlar, shaxsiy xususiyatlar, oilaviy qo‘llab-quvvatlash, jamiyatdagi munosabat, iqtisodiy sharoit va axborot oqimi birgalikda ayolning ruhiy barqarorligini belgilaydi. Ushbu omillarning ijobiy uyg‘unligi homiladorlikni sog‘lom va farovon o‘tkazishga yordam beradi, aksincha, salbiy omillar to‘planishi psixologik qiyinchiliklarni keltirib chiqarishi mumkin. Shu bois, homilador ayollar uchun psixologik moslashuv jarayonida kompleks yondashuv zarur, ya’ni tibbiy yordam, psixologik maslahat va ijtimoiy qo‘llab-quvvatlash birgalikda olib borilishi kerak.

Homiladorlik jarayonida psixologik moslashuv murakkab, ko‘p qirrali jarayon bo‘lib, unga ta’sir etuvchi omillar keng doirani qamrab oladi. Avvalgi tahlillarda umumiy biologik, psixologik, ijtimoiy va iqtisodiy omillar ko‘rib chiqilgan bo‘lsa, endi bu omillarni chuqurroq tahlil qilish hamda ularning o‘zaro ta’sir mexanizmlarini tushuntirish zarur. Zero, har bir omil o‘zining alohida ta’sir kuchiga ega bo‘lishi bilan birga, boshqa omillar bilan o‘zaro hamkorlikda ayolning ruhiy barqarorligini shakllantiradi.

Psixologik moslashuvga birinchi navbatda ayolning individual tajribalari katta ta’sir ko‘rsatadi. Ilgari homiladorlik davrida boshdan kechirgan tajribalar, tug‘ruq jarayonidagi xotiralar va ularning hissiy izlari ayolning keyingi homiladorlikdagi psixologik holatini belgilaydi. Masalan, avvalgi homiladorlik ijobiy taassurotlar bilan kechgan bo‘lsa, ayol keyingi safar o‘zini ishonchli va xotirjam his qiladi. Aksincha, og‘ir tug‘ruq yoki yo‘qotish kabi salbiy tajribalar ayolning xavotirini kuchaytirishi, depressiv kayfiyatga olib kelishi mumkin. Shu sababli, psixologlar homilador ayollar bilan ishlashda ularning avvalgi tajribalarini hisobga olishlari zarur.

Shaxsiy e'tiqodlar va qadriyatlar ham muhim omillar sirasiga kiradi. Ayolning dunyoqarashi, diniy e'tiqodi yoki falsafiy qarashlari homiladorlik davrida yuz beradigan o'zgarishlarga munosabatini belgilaydi. Ba'zi ayollar bu davrni hayotdagi eng ulug'vor davrlardan biri sifatida qabul qiladilar va uni qadrlashga intiladilar. Bu holat ularda ichki barqarorlikni kuchaytiradi. Boshqa hollarda esa, onalik mas'uliyatini ortiqcha yuk deb bilish, hayotiy erkinlikning cheklanishi haqida xavotirga tushish mumkin. Bu esa psixologik moslashuvni qiyinlashtiradi.

Tibbiy xizmatlarning sifati va ularning mavjudligi ham psixologik moslashuvning muhim tarkibiy qismidir. Homilador ayol muntazam ravishda malakali shifokorlar nazoratida bo'lsa, unga kerakli maslahat va yordam ko'rsatilsa, u o'zini xavfsiz his qiladi. Bu psixologik barqarorlikning asosiy omillaridan biridir. Aksincha, tibbiy xizmatlardan foydalanish imkoniyatining cheklanganligi, malakasiz xodimlarning xatti-harakati yoki noto'g'ri tashxis va davolash usullari ayolda qo'rquv va ishonchsizlik uyg'otadi.

Madaniy stereotiplar ham homiladorlik davridagi moslashuv jarayoniga sezilarli ta'sir ko'rsatadi. Ayrim jamiyatlarda homiladorlik ayolning eng muhim ijtimoiy vazifasi sifatida qaraladi va unga alohida e'tibor beriladi. Bu psixologik qo'llab-quvvatlashning yuqori darajasini ta'minlaydi. Lekin ayrim jamiyatlarda ayollarga nisbatan bosim kuchli bo'lib, ular onalik rolini bajarishga majbur qilinadi, bu esa psixologik moslashuvni qiyinlashtiradi. Shuningdek, ayrim hududlarda homiladorlik davrida ayolga cheklovlar qo'yilishi, uning faoliyatini kamaytirish talab qilinishi mumkin. Bu ayolda o'z qadrini yo'qotish hissini paydo qiladi.

Homiladorlikdagi psixologik moslashuvga zamonaviy texnologiyalar ham ta'sir qilmoqda. Onlayn hamjamiyatlar, ijtimoiy tarmoqlar va mobil ilovalar homilador ayollarga ko'plab ma'lumotlarni olish imkonini bermoqda. Ayol onlayn forumlarda boshqa homilador ayollar bilan muloqot qilib, tajriba almashadi, maslahat oladi va o‘zini yolg‘iz emasligini his qiladi. Biroq, ortiqcha va ishonchsiz ma’lumotlar ayolda xavotirni kuchaytirishi mumkin. Masalan, tibbiy asoslanmagan tavsiyalar, tug‘ruq haqida salbiy hikoyalar yoki keraksiz qo‘rquv uyg‘otuvchi maqolalar psixologik barqarorlikka salbiy ta’sir ko‘rsatadi. Shu sababli, mutaxassislar tomonidan ishonchli ma’lumotlar berilishi juda muhimdir.

Psixologik moslashuv jarayoniga hamkorlik darajasi ham kuchli ta’sir ko‘rsatadi. Turmush o‘rtog‘ining ruhiy va jismoniy yordami homilador ayol uchun eng katta tayanchdir. Agar er va xotin o‘rtasida o‘zaro ishonch va hamjihatlik bo‘lsa, homiladorlik jarayoni qulay kechadi. Turmush o‘rtog‘ining e’tiborsizligi yoki mas’uliyatsizligi esa aks ta’sir ko‘rsatib, ayolda yolg‘izlik hissini kuchaytiradi. Bundan tashqari, jamiyatdagi qo‘llab-quvvatlash tizimi, ya’ni homiladorlarga mo‘ljallangan ijtimoiy xizmatlar, homiladorlik maktablari, psixologik treninglar ham ayolning moslashuvini yengillashtiradi. Shuningdek, mehnat muhitining sharoitlari ham psixologik moslashuvga bevosita ta’sir qiladi. Homilador ayolning ish joyida qo‘llab-quvvatlanishi, unga moslashgan ish tartibi yaratilishi ruhiy barqarorlikni ta’minlaydi. Agar ish joyida kamsitish, ortiqcha yuklama yoki bosim mavjud bo'lsa, ayolning psixologik moslashuvi qiyinlashadi. Shu sababli, ko'plab davlatlarda homilador ayollarni mehnat jarayonida himoya qiluvchi qonunlar joriy qilingan.

Ekologik sharoitlar ham e'tibordan chetda qolmasligi kerak. Toza havo, sifatli oziq-ovqat, xavfsiz yashash muhiti homilador ayolning ruhiy barqarorligiga ijobiy ta'sir ko'rsatadi. Aksincha, yomon ekologik vaziyat, ovqatlanishdagi muammolar yoki yashash joyidagi noqulayliklar ruhiy stressni kuchaytiradi. Bular ham psixologik moslashuv jarayonini qiyinlashtiruvchi omillar qatoriga kiradi.

Oxirgi yillarda olimlar "emosional intellekt" tushunchasining psixologik moslashuvdagi o'rnini alohida ta'kidlamoqda. Emosional intellekti yuqori bo'lgan ayollar o'z hissiyotlarini yaxshiroq boshqarish, boshqalarning emotsiyalarini anglash va ularni hisobga olish qobiliyatiga ega bo'ladi. Bu esa homiladorlik davrida yuzaga keladigan stress va xavotirlarni samarali yengishga yordam beradi. Shuningdek, ayolning kelajakka oid rejalar va motivatsiyasi ham psixologik moslashuv jarayoniga ta'sir ko‘rsatadi. Agar ayol onalik rolini o‘zining hayotiy maqsadlari va qadriyatlari bilan uyg‘unlashtira olsa, u o‘zini baxtli va barqaror his qiladi. Aks holda, ichki qarama-qarshiliklar, masalan, kasbiy faoliyat va onalik o‘rtasidagi ziddiyatlar psixologik muammolarga olib kelishi mumkin.

Xulosa qilib aytganda, homiladorlik davrida psixologik moslashuv ko‘plab turli omillar ta’sirida shakllanadi. Shaxsiy tajribalar, qadriyatlar, tibbiy xizmatlar, madaniy stereotiplar, zamonaviy texnologiyalar, oilaviy munosabatlar, mehnat va ekologik sharoitlar, emosional intellekt va kelajakka oid qarashlar – bularning barchasi birgalikda ayolning psixologik barqarorligini belgilaydi. Shu sababli, homilador ayollarga yordam ko‘rsatishda faqat bir jihatga emas, balki omillarning kompleksiga e’tibor berish lozim. Faqat shundagina psixologik moslashuv samarali kechib, ona va bola salomatligi mustahkamlanadi.

# Bob II. Stress va uning homiladorlik davridagi ta'siri

## 2.1. Stressning nazariy asoslari va turlari

Stress inson hayotining ajralmas bir qismi hisoblanadi va u fiziologik, psixologik hamda ijtimoiy jihatlardan murakkab hodisa sifatida o'rganiladi. Stress tushunchasi XX asrning o'rtalarida kanadalik olim Gans Selye tomonidan ilmiy muomalaga kiritilgan bo'lib, u organizmning har qanday tashqi yoki ichki ta'sirlarga bo'lgan umumiy moslashuv javobi sifatida talqin qilinadi. Shundan buyon stress masalasi psixologiya, fiziologiya, tibbiyot va sotsiologiya fanlarida keng tadqiq qilinib, uning inson salomatligi va kundalik hayotidagi ahamiyati to'liqroq o'rganib kelinmoqda.

Nazariy jihatdan stressning mohiyati shundaki, u organizmni xavf-xatarlardan himoya qilish, vaziyatlarga tezda moslashishga undash mexanizmi sifatida qaraladi. Stressning asosiy vazifasi insonni yangi sharoitga moslashtirish, resurslarni safarbar etish va hayotiy faoliyatni saqlab qolishga qaratilgan. Bu jarayon asosan markaziy nerv tizimi va endokrin tizimning faoliyatiga asoslanadi. Stress paytida organizmda adrenalinning ko‘p miqdorda ajralishi yurak urishini tezlashtiradi, qon bosimini oshiradi, nafas olish tezligini kuchaytiradi va mushaklarni faoliyatga tayyorlaydi. Bu tabiiy himoya mexanizmi ko‘pincha “kurash yoki qochish” reaktsiyasi deb ataladi.

Stressni nazariy jihatdan o‘rganishda turli yondashuvlar mavjud. Biologik yondashuv stressni tabiiy moslashuv mexanizmi sifatida ko‘rsa, psixologik yondashuv uni shaxsning sub’ektiv tajribasi bilan bog‘liq holda izohlaydi. Kognitiv nazariya tarafdorlari, jumladan, Lazarus stressni insonning vaziyatni qanday baholashiga bog‘liq deb hisoblaydi. Ya’ni, bir xil vaziyat bir odam uchun stress manbai bo‘lsa, boshqasi uchun oddiy hol bo‘lishi mumkin. Demak, stressning yuzaga kelishida sub’ektiv omillar muhim o‘rin tutadi.

Stress turlari ko‘p qirrali bo‘lib, ular bir nechta mezonlarga ko‘ra tasniflanadi. Avvalo, ularning kelib chiqish manbaiga qarab, tashqi va ichki stressorlar ajratiladi. Tashqi stressorlar – bu muhitdagi xavf, jismoniy jarohatlar, ijtimoiy bosim yoki kutilmagan voqealar bo‘lsa, ichki stressorlar asosan shaxsning o‘z ichki kechinmalari, qo‘rquv, xavotir yoki salbiy o‘y-fikrlari bilan bog‘liq bo‘ladi.

Stressni davomiyligiga ko‘ra ham ajratish mumkin. Akut stress qisqa muddatli bo‘lib, organizmni tezkor vaziyatlarga javob berishga tayyorlaydi. Masalan, to‘satdan yuz bergan voqea, favqulodda signal yoki keskin qaror qabul qilish zaruriyati bunga misol bo‘la oladi. Kronik stress esa uzoq muddat davom etadigan, shaxsning kundalik hayotiga salbiy ta’sir ko‘rsatadigan holatlardan iborat. Moliyaviy muammolar, oilaviy ziddiyatlar yoki kasbiy bosim kronik stressni yuzaga keltiruvchi omillar hisoblanadi. Kronik stress organizm resurslarini doimiy ravishda sarflab, turli kasalliklarga zamin yaratadi.

Stressning yana bir muhim tasnifi uning ijobiy va salbiy shakllari bilan bog‘liq. Eustress – bu insonni faollikka undovchi, yangi imkoniyatlarni ochuvchi ijobiy stress bo‘lib, u insonda motivatsiya uyg‘otadi va ijodkorlikni kuchaytiradi. Distress esa, aksincha, salbiy stress bo'lib, shaxsning ruhiy va jismoniy salomatligiga zarar yetkazadi, uni tushkunlikka olib keladi. Homiladorlik davrida stressning bu ikki turi ham kuzatilishi mumkin: masalan, ona bo'lish bilan bog'liq quvonchli hayajon eustress sifatida baholansa, moliyaviy xavotirlar yoki sog'liq bilan bog'liq tashvishlar distress shaklida namoyon bo'ladi.

Stressning nazariy asoslarini o'rganishda fiziologik modellardan tashqari, psixodinamik yondashuv ham muhim o'rin tutadi. Psixodinamik qarashlarda stress insonning ichki konfliktlari, ong ostidagi xavotir va orzularining to'qnashuvi bilan izohlanadi. Bunday yondashuvda stress tashqi hodisalar natijasi emas, balki shaxsning ichki psixologik tuzilishi bilan bog'liq jarayon sifatida qaraladi. Bu yondashuv homiladorlik davrida ham o'z aksini topadi, chunki bu davrda ayolning ichki kechinmalari, bolaga bo'lgan kutishlari va onalik roli bilan bog'liq konfliktlari kuchayishi mumkin.

Stress turlari ichida ijtimoiy stress ham alohida o'rin tutadi. Bu jamiyatdagi bosim, atrofdagilarning kutganlari va madaniy me'yorlar bilan bog‘liq. Homilador ayollar ko‘pincha qarindoshlar, turmush o‘rtoq yoki jamiyat tomonidan turli talab va kutishlarga duch keladilar. Bu talablar ba’zan qo‘llab-quvvatlash vazifasini o‘ta olsa-da, ko‘pincha qo‘shimcha bosim manbai sifatida stressni kuchaytiradi.

Stressning nazariy asoslarini yoritishda yana bir jihat – bu uning uch bosqichli rivojlanish modeli hisoblanadi. Gans Selye tomonidan ishlab chiqilgan “Umumiy moslashuv sindromi”ga ko‘ra, stress uch bosqichda kechadi: alarm (signal) bosqichi, rezistentlik (moslashuv) bosqichi va charchash (tanazzul) bosqichi. Birinchi bosqichda organizm stressor ta’siriga javoban barcha resurslarni safarbar etadi. Ikkinchi bosqichda organizm vaziyatga moslashishga harakat qiladi. Agar stress uzoq davom etsa, uchinchi bosqichda organizmning resurslari tugaydi va turli salbiy oqibatlar yuzaga keladi.

Shu nuqtayi nazardan qaraganda, homiladorlik davridagi stress ayniqsa e’tiborga loyiqdir. Chunki bu davrda ayolning organizmi fiziologik jihatdan allaqachon katta o‘zgarishlar ichida bo‘ladi va unga qo‘shimcha ravishda psixologik bosim qo‘shilganda, stressning zararli oqibatlari kuchayishi mumkin. Shuning uchun homiladorlik davridagi stress nazariy asoslari va turlarini o‘rganish, ularni erta aniqlash va samarali boshqarish ona va bola salomatligi uchun katta ahamiyatga ega.

Stressning nazariy asoslari haqida so‘z borganda, uni nafaqat biologik va psixologik nuqtayi nazardan, balki ijtimoiy va madaniy kontekstda ham o‘rganish zarur. Chunki stress inson faoliyati va jamiyatdagi o‘rni bilan chambarchas bog‘liq. Homiladorlik kabi o‘ziga xos davrda stress turlarining xilma-xilligi yanada kengayadi va ularning o‘zaro ta’siri murakkab bo‘lib boradi. Shu sababdan stressni kengroq tasniflash, ularning xususiyatlarini tahlil qilish ham nazariy, ham amaliy jihatdan muhimdir.

Stress turlari orasida rivojlanish jarayoniga bog‘liq stresslarni ham ajratish mumkin. Bunday stresslar inson hayotidagi o‘zgarishlar bilan chambarchas aloqador. Masalan, nikoh qurish, yangi kasbga kirishish yoki ota-ona bo‘lish – bularning barchasi tabiiy o‘zgarishlar bo‘lsa-da, ular bilan birga ma’lum darajada stress ham keladi. Homiladorlik ham shunday rivojlanish stresslaridan biridir. U tabiiy biologik jarayon bo‘lsa-da, ayolning hayotiy yo‘lida tub burilish yasaydi. Bu burilish bilan bog‘liq yangiliklar va kutilmagan holatlar stress darajasini oshirishi mumkin.

Stress nazariyasini tushuntirishda zamonaviy psixologlar “kognitiv baholash modeli”ni alohida ta’kidlaydilar. Lazarus va Folkman tomonidan ishlab chiqilgan bu modelga ko‘ra, stressni faqat tashqi vaziyat emas, balki insonning ushbu vaziyatni qanday idrok qilishi ham belgilaydi. Agar ayol homiladorlik davrida duch kelgan qiyinchiliklarni vaqtinchalik va yengib bo‘ladigan holat sifatida baholasa, stress darajasi nisbatan past bo‘ladi. Ammo bu qiyinchiliklarni xavfli, yengib bo‘lmas yoki salbiy oqibatlarga olib keluvchi jarayon deb hisoblasa, stress darajasi ortadi. Shunday qilib, idrok va baholash mexanizmlari stressning shakllanishida hal qiluvchi ahamiyatga ega.

Stress turlari orasida ijtimoiy-psixologik stress alohida o‘rinni egallaydi. Bu turdagi stress odamlararo munosabatlar, jamiyatdagi ijtimoiy rollar va madaniy me’yorlar bilan bog‘liq. Homilador ayol uchun bu turdagi stress ko‘pincha turmush o‘rtog‘i, qarindoshlari, ishdagi hamkasblari yoki qo‘shnilari bilan munosabatlar orqali shakllanadi. Jamiyatda homilador ayollarga bo‘lgan munosabat ikki qirrali bo‘lishi mumkin: bir tomondan, e’tibor va qo‘llab-quvvatlash bo‘lsa, ikkinchi tomondan, ortiqcha maslahatlar, tanqid yoki cheklovlar qo‘shimcha stress manbaiga aylanadi.

Stressning yana bir muhim turi – informatsion stressdir. Bugungi axborot asrida odamlar, ayniqsa homilador ayollar, turli xil manbalardan juda ko‘p ma’lumot oladilar. Bu ma’lumotlarning bir qismi foydali bo‘lsa-da, ko‘pi chalkash, qarama-qarshi yoki qo‘rqituvchi bo‘lishi mumkin. Internetdagi tibbiy maqolalar, forumlarda yozilgan tajribalar yoki ijtimoiy tarmoqlardagi bahslar homilador ayollarda ortiqcha xavotir uyg‘otadi. Shunday qilib, informatsion stress ham zamonaviy davrda keng tarqalgan bo‘lib, u homiladorlik davrida psixologik moslashuvni qiyinlashtiruvchi omillardan biridir.

Stress turlaridan yana biri – professional yoki mehnat stressidir. Bu turdagi stress asosan ayolning ish joyidagi sharoitlari, rahbar va hamkasblarning munosabati, mehnat yuklamasi va vaqt cheklovlari bilan bog‘liq. Homilador ayollar ko‘pincha ishda kamsitilish, imkoniyatlarning qisqarishi yoki xavfli sharoitlarda ishlash zaruriyati bilan duch keladilar. Natijada professional stress nafaqat ruhiy, balki jismoniy sog‘liqqa ham salbiy ta’sir ko‘rsatadi. Ba’zi hollarda bunday stress homiladorlikning normal kechishiga ham xavf tug‘diradi.

Shuningdek, ekologik stress ham nazariy jihatdan muhim o‘ringa ega. Atrof-muhitdagi yomon ekologik sharoit, havo ifloslanishi, shovqin, transportdagi tiqilinch yoki xavfsizlikning yetishmasligi stress manbalaridan biridir. Homilador ayollar organizmi bunday omillarga nisbatan sezgir bo‘lgani uchun ekologik stressning salbiy oqibatlari kuchliroq seziladi. Ayniqsa, homiladorlik davrida zarur bo‘lgan qulay yashash sharoiti yetarli bo‘lmasa, ruhiy bosim kuchayadi.

Nazariy qarashlarda stressning fiziologik mexanizmlari ham alohida o‘rganiladi. Stress paytida gipotalamus-gipofiz-buyrak usti bezlari o‘qi faoliyatga tushib, kortizol gormoni ajraladi. Bu gormon organizmni ogohlantiruvchi signal bo'lib, qisqa muddatli stress paytida foydali bo'lsa-da, uning doimiy yuqori bo'lishi turli kasalliklarni yuzaga keltiradi. Kronik stress oqibatida immunitet pasayadi, yurak-qon tomir tizimida muammolar yuzaga keladi va hatto homiladorlik jarayoni ham xavf ostida qolishi mumkin.

Psixologik nazariyalarda stress ko'pincha insonning ichki resurslari va tashqi talablar o'rtasidagi nomutanosiblik sifatida talqin qilinadi. Agar ayolning mavjud psixologik va ijtimoiy resurslari – ya'ni bilim, ko'nikma, ijtimoiy qo'llab-quvvatlash yetarli bo'lsa, u tashqi talablarni yengib o'tadi va stressning salbiy ta'sirini kamaytiradi. Ammo resurslar yetishmasa, talablar haddan tashqari yuqori bo'lsa, stress kuchayadi va ruhiy muvozanat buziladi. Shu bois stressni yengishda shaxsiy resurslar, masalan, o'z-o'zini boshqarish, emosional intellekt, ijtimoiy yordam tarmog'i hal qiluvchi ahamiyat kasb etadi.

Stress turlarini ko'rib chiqishda yana bir qiziqarli yondashuv – bu gender omilidir. Tadqiqotlarga ko'ra, ayollar va erkaklar stressni turlicha boshdan kechiradilar. Ayollar ko'proq hissiy kechinmalar orqali stressni namoyon qilsalar, erkaklar ko'proq jismoniy faoliyat yoki agressiya orqali javob qaytaradilar. Homiladorlik davrida esa ayollarning hissiy sezgirligi yanada kuchayadi va bu stressning turli shakllarini kuchliroq his qilishga olib keladi.

Xulosa sifatida aytish mumkinki, stress nazariy asoslari va turlari juda keng doirani qamrab oladi. Stress biologik, psixologik, ijtimoiy va madaniy jihatlari bilan o'ziga xos hodisa bo'lib, uning homiladorlik davridagi ta'siri alohida e'tibor talab qiladi. Homiladorlik jarayonida ayollar turli xil stress turlariga duch keladilar: rivojlanish stressi, ijtimoiy stress, informatsion stress, professional stress va ekologik stress. Har bir stress turi o'ziga xos mexanizmlarga ega bo'lib, ularning ta'siri individual xususiyatlarga qarab farqlanadi. Shu sababli, homiladorlik davrida stress nazariyasini chuqur o'rganish nafaqat ilmiy, balki amaliy ahamiyatga ega bo'lib, ona va bola salomatligini asrashda muhim omil bo'lib xizmat qiladi.

## 2.2. Homilador ayollarda stress manbalari va xavf omillari

Homiladorlik davrida stress manbalari turli xil bo‘lib, ularning har biri ona organizmiga va ruhiy holatiga o‘z ta’sirini ko‘rsatadi. Bu davr ayol uchun hayotdagi eng katta burilishlardan biri bo‘lgani sababli, fiziologik o‘zgarishlar bilan bir qatorda ijtimoiy va psixologik bosimlar ham ko‘payadi. Stress manbalari ba’zan tashqi omillardan, ba’zan esa ichki kechinmalardan kelib chiqadi. Shuning uchun homilador ayollarda stressni aniqlashda individual yondashuv zarur.

Birinchi navbatda, homiladorlik davrida yuz beradigan fiziologik o‘zgarishlarning o‘zi stress manbai bo‘lishi mumkin. Organizmda gormonal muvozanat o‘zgaradi, ayolning tanasida yangi vazifalar paydo bo‘ladi. Ko‘ngil aynishi, bosh aylanishi, charchash, uyqu buzilishi, ishtahaning o‘zgarishi kabi holatlar psixologik beqarorlikni kuchaytiradi. Ba’zi hollarda homiladorlikning boshlang‘ich davrida bu belgilar juda kuchli bo‘lib, ayolni odatiy hayot tarzi va ish faoliyatidan cheklaydi. Natijada, bu cheklanishlar o'z-o'zidan stress manbaiga aylanadi. Shuningdek, homiladorlik jarayonida yuzaga keladigan xavotir va qo'rquv ham muhim stress omillaridan biridir. Tug'ruq jarayonining qanday kechishi, bolaning sog'ligi, kelajakdagi tarbiya mas'uliyati, moliyaviy va ijtimoiy muammolar ayolni o'ylantiradi. Ayniqsa, birinchi homiladorlik davrida bu qo'rquv kuchli bo'lishi mumkin, chunki ayol hali tajribasiz va oldinda uni nimalar kutayotganini aniq bilmaydi. Tibbiy tekshiruvlar vaqtida aniqlangan kichik og'ishlar ham homilador ayolda ortiqcha tashvish uyg'otadi va stress darajasini oshiradi.

Ijtimoiy munosabatlar ham stress manbalari sifatida alohida o'rin tutadi. Homilador ayol ko'pincha atrofdagilar tomonidan ko'plab maslahatlar, talablar va tanqidlarni eshitadi. Har bir qarindosh yoki tanish o'z tajribasidan kelib chiqib turlicha maslahat beradi. Bu maslahatlarning ko'pligi va qarama-qarshiligi ayolda chalkashlik va ishonchsizlikni keltirib chiqaradi. Ba'zan esa, jamiyatdagi stereotiplar homilador ayolga bosim qiladi. Masalan, bola jinsiga nisbatan ortiqcha e'tibor, ko'proq farzand tug'ish yoki ma'lum yoshda ona bo'lish kabilar jamiyat tomonidan kutilgan rol bo‘lib, ayolda ruhiy stressni kuchaytiradi.

Moliyaviy qiyinchiliklar ham homilador ayollarda stressning asosiy manbalaridan biridir. Bola tug‘ilishi yangi xarajatlarni talab qiladi: sog‘liqni saqlash, kiyim-kechak, oziq-ovqat va boshqa zarur ehtiyojlar uchun moliyaviy barqarorlik kerak bo‘ladi. Agar oilada moliyaviy muammolar mavjud bo‘lsa, bu ayolda xavotirni kuchaytiradi. Ayniqsa, ishlamayotgan yoki daromad manbasi yetarli bo‘lmagan homilador ayollarda bunday tashvishlar ko‘proq uchraydi. Bu esa psixologik barqarorlikka bevosita salbiy ta’sir ko‘rsatadi.

Oilaviy munosabatlar ham homiladorlik davridagi stressga sezilarli darajada ta’sir qiladi. Turmush o‘rtog‘ining e’tiborsizligi, qo‘llab-quvvatlash yetishmasligi yoki oilaviy nizolar ayolning ruhiy ahvolini yanada yomonlashtiradi. Aksincha, o‘zaro ishonch va mehr-muhabbat stressni kamaytiruvchi muhim omil hisoblanadi. Ba’zi hollarda esa, qaynonaning yoki qarindoshlarning ortiqcha aralashuvi ham homilador ayolda bosim manbaiga aylanadi. Oilaviy muhitdagi ijobiy yoki salbiy munosabatlar stressning darajasini bevosita belgilaydi.

Stress manbalari orasida professional muhit ham muhim o‘rin tutadi. Ish joyidagi ortiqcha yuklamalar, rahbar va hamkasblarning noto‘g‘ri munosabati, homiladorlikka moslashmagan ish sharoitlari ayolda stressni kuchaytiradi. Ba’zi ayollar ish faoliyatini davom ettirishga majbur bo‘lsalar-da, salomatlikni saqlash uchun cheklovlarga rioya qilishlari kerak bo‘ladi. Bu esa ish unumdorligiga ta’sir qiladi va ayolni tashvishga soladi. Ba’zan ish joyida kamsitilish yoki ishdan bo‘shatish xavfi ham homilador ayollarda katta stress manbai bo‘lishi mumkin.

Madaniy va diniy qadriyatlar ham homiladorlik davridagi stress omillarini belgilaydi. Ba’zi jamiyatlarda homiladorlik ayolning eng ulug‘ vazifasi sifatida ko‘riladi va unga hurmat bilan qaraladi. Lekin boshqa joylarda ayolning ijtimoiy faoliyati cheklanadi, unga turli taqiqlar qo‘yiladi. Bu holatlar ayolning ichki dunyosida ziddiyat tug‘diradi. Ayrim diniy talqinlar ham homiladorlik davrida ma’lum qoidalarni majburiy qilib qo‘yishi mumkin. Agar ayol bu qoidalarga rioya qilishni qiyin deb hisoblasa, u o‘zini aybdor his qiladi va bu ham stress manbaiga aylanadi.

Homiladorlik davrida xavf omillari ham mavjud bo‘lib, ular ayolda stressni kuchaytiradi. Sog‘liq bilan bog‘liq xavf omillari birinchi o‘rinda turadi. Masalan, homiladorlikning og‘ir asoratlari, yuqumli kasalliklar, surunkali kasalliklarning kuchayishi yoki tug‘ruqdagi xavf omillari ayolni doimiy xavotirga soladi. Shu bilan birga, homiladorlikni saqlab qolish bilan bog‘liq muammolar ham ruhiy bosimni kuchaytiradi. Bu jarayonlarda ayol ko‘pincha tibbiy xizmatlarga tayanadi, ammo tibbiy tizimdagi kamchiliklar stressni yanada kuchaytirishi mumkin.

Shaxsiy xususiyatlar ham homiladorlik davridagi stressni belgilovchi omillardandir. Masalan, xavotirli, depressiv kayfiyatga moyil, o‘ziga ishonchsiz yoki pessimist xarakterga ega ayollarda stress darajasi yuqoriroq bo‘ladi. Aksincha, optimistik, sabrli, ijtimoiy faol ayollar stressni yengilroq boshdan kechiradilar. Shaxsiy fazilatlar va hayotiy tajriba stressning qanchalik kuchli sezilishiga bevosita ta’sir ko‘rsatadi.

Xulosa qilib aytganda, homiladorlik davridagi stress manbalari ko‘p qirrali bo‘lib, ular fiziologik, psixologik, ijtimoiy, madaniy va iqtisodiy omillar bilan chambarchas bog‘liq. Har bir ayolning hayotiy sharoiti, oilaviy muhiti, shaxsiy xarakteri va sog‘lig‘i uning stress darajasini belgilaydi. Shu sababli, homilador ayollarda stressni kamaytirish uchun individual yondashuv zarur. Har bir stress manbaini o‘z vaqtida aniqlash va unga qarshi profilaktik chora-tadbirlarni qo‘llash ona va bola salomatligini saqlashda muhim ahamiyatga ega.

Homiladorlik davrida stress manbalari va xavf omillari haqida gapirganda, nafaqat tashqi omillar, balki ayolning ichki ruhiy dunyosi ham alohida o‘rin tutadi. Ko‘plab tadqiqotlar shuni ko‘rsatadiki, stressni kuchaytiruvchi eng asosiy omillardan biri bu ayolning o‘zini qanday idrok etishi, kelajakdagi rolini qabul qilishi va o‘z imkoniyatlarini qanday baholashidir. Shuning uchun ham homiladorlik psixologiyasida shaxsiy munosabat, ya’ni ayolning o‘ziga va homiladorlik jarayoniga nisbatan hissiy qarashi katta ahamiyatga ega.

Psixologik jihatdan qaralganda, homiladorlik davrida stress manbalarini uch guruhga ajratish mumkin: intrapsixik (ichki kechinmalar), interpsixik (oila va ijtimoiy munosabatlar) hamda makroijtimoiy (jamiyat va madaniyat bilan bog'liq omillar). Intrapsixik manbalar – bu ayolning ichki qo'rquvlari, xavotirlari va o'ziga nisbatan shubhalaridir. Misol uchun, ayrim ayollar o'zlarini ona sifatida yetarli darajada tayyor emasliklarini his qiladilar. Tug'ruq paytida og'riqlardan qo'rqish, bolaning salomatligi uchun ortiqcha xavotirlanish, homiladorlik davrida tashqi ko'rinishning o'zgarishi va jozibadorlikni yo'qotishdan xavfsirash ham stress manbalari sifatida namoyon bo'ladi.

Interpsixik manbalar ko'proq oilaviy munosabatlar bilan bog'liq. Turmush o'rtog'ining yetarli darajada e'tibor bermasligi yoki aksincha, ortiqcha nazorat qilishi ayolda hissiy tanglik keltirib chiqaradi. Bundan tashqari, qaynota-qaynonalar, qarindoshlar va do'stlarning munosabati ham muhimdir. Agar atrofdagilar homilador ayolni doimiy ravishda tanqid qilsa yoki uning qarorlarini hurmat qilmasa, bu stressning ortishiga sabab bo'ladi. Ayrim hollarda, homiladorlik rejalashtirilmagan bo'lsa yoki oilaviy nizolar mavjud bo'lsa, stress darajasi yanada yuqori bo'ladi.

Makroijtimoiy omillar esa jamiyatning umumiy qarashlari va qadriyatlari bilan belgilanadi. Ayrim madaniyatlarda ayol homilador bo'lganda uning huquqlari va ijtimoiy mavqei oshsa, boshqa jamiyatlarda aksincha, u cheklovlar va kamsitishlarga duch kelishi mumkin. Masalan, mehnat bozorida homilador ayollarga nisbatan diskriminatsiya holatlari uchraydi. Ish beruvchilar ba'zan homilador xodimlarni qisqartirishga yoki ularga kamroq imkoniyat berishga intiladilar. Bu esa nafaqat moliyaviy, balki psixologik bosimni ham kuchaytiradi.

Stress xavf omillari orasida biologik va sog'liq bilan bog'liq jihatlar ham alohida o'rin tutadi. Homiladorlikdan oldin mavjud bo'lgan surunkali kasalliklar, masalan, gipertoniya, diabet yoki yurak-qon tomir tizimi muammolari ayolni xavotirga soladi. Shu bilan birga, homiladorlikning yuqori xavfli bo'lishi (masalan, egizak homiladorlik, oldingi homiladorlikdagi asoratlar) ham ayolda doimiy psixologik bosimni yuzaga keltiradi. Tibbiy nazoratdagi og‘ishlar, shifokorlarning ogohlantirishlari ba’zan stressni yanada kuchaytirishi mumkin.

Ijtimoiy-iqtisodiy holat ham homilador ayollarda stress xavfini oshiradi. Yetarli daromad manbasiga ega bo‘lmagan oilalarda ayol kelajakdagi xarajatlar haqida ko‘proq o‘ylaydi. Uydagi moddiy sharoitning yetishmasligi, uy-joy muammolari, turmush darajasining pastligi stressni kuchaytiradi. Ayrim hollarda, homilador ayolning o‘zi ham ishlashni davom ettirishi kerak bo‘ladi, ammo organizmning charchashi va ortiqcha yuklama uning ruhiy holatiga salbiy ta’sir ko‘rsatadi.

Homilador ayollarda stress xavfini kuchaytiruvchi yana bir muhim omil – bu ijtimoiy qo‘llab-quvvatlashning darajasidir. Tadqiqotlar shuni ko‘rsatadiki, agar ayol o‘zini yolg‘iz his qilsa, stress darajasi ko‘proq bo‘ladi. Aksincha, turmush o‘rtog‘i, qarindoshlari, do‘stlari yoki professional psixologik xizmat tomonidan qo‘llab-quvvatlangan ayollar stressni yengilroq boshdan kechiradilar. Ijtimoiy yordam va mehr-muhabbat homiladorlik davrida ruhiy barqarorlikni ta'minlovchi eng muhim omillardan biridir.

Shuningdek, zamonaviy texnologiyalar ham stress manbalaridan biriga aylanmoqda. Internetdagi ortiqcha ma'lumotlar, ijtimoiy tarmoqlarda tarqaladigan noto‘g‘ri maslahatlar yoki salbiy tajribalar homilador ayollarda ortiqcha qo‘rquv uyg‘otishi mumkin. Ba'zi hollarda, boshqa onalarning salbiy tajribalari bilan tanishish ayolda o‘ziga nisbatan ishonchsizlikni oshiradi. Shifokorlar ta'kidlashicha, internet orqali o‘z-o‘zini tashxis qo‘yish homilador ayollarda xavotirni kuchaytiruvchi omil sifatida tez-tez uchraydi.

Stress xavf omillari ichida shaxsiy psixologik xususiyatlar ham muhim ahamiyatga ega. Ayrim ayollar o‘z xarakterlari tufayli stressga ko‘proq moyil bo‘ladilar. Masalan, xavotirli, tez jahli chiqadigan, sabrsiz yoki o‘ziga nisbatan talabchan ayollarda stress darajasi yuqoriroq bo‘ladi. Optimistik, muvozanatli va ijobiy fikrlaydigan ayollar esa stressni yengish qobiliyatiga ko‘proq ega bo‘ladilar. Shuning uchun ham psixologik moslashuv mexanizmlari individual xususiyatlarga qarab farq qiladi.

Stress homilador ayolning o'zidan tashqari, uning homilasiga ham ta'sir ko'rsatishi mumkin. Tadqiqotlar shuni ko'rsatadiki, doimiy stress gormonal o'zgarishlar orqali homila rivojiga salbiy ta'sir etadi. Kortizol gormoni darajasining oshishi homila miya faoliyati va nerv tizimiga zarar yetkazishi mumkin. Bundan tashqari, stress homilador ayolda qon bosimini oshirishi, immunitetni pasaytirishi va turli asoratlarni keltirib chiqarishi ehtimoli bor. Shu sababli, homiladorlik davrida stress xavf omillarini imkon qadar kamaytirish muhimdir.

Profilaktik nuqtai nazardan, homilador ayollarda stressni kamaytirish uchun kompleks yondashuv talab etiladi. Bu yondashuv psixologik maslahat, ijtimoiy qo'llab-quvvatlash, sog'lom turmush tarzi va tibbiy nazoratni o'z ichiga olishi kerak. Turmush o'rtog'i bilan o'zaro muloqotni kuchaytirish, oilada iliq muhit yaratish stressni sezilarli darajada kamaytiradi. Bundan tashqari, homiladorlik maktablari, psixologik treninglar va jamoaviy qo'llab-quvvatlash guruhlari stress xavfini kamaytiruvchi samarali vositalardan hisoblanadi.

Xulosa qilib aytganda, homiladorlik davridagi stress manbalari va xavf omillari juda keng ko'lamli va murakkabdir. Ular fiziologik, psixologik, ijtimoiy, iqtisodiy va madaniy omillarni o'z ichiga oladi. Stressni kamaytirish uchun avvalo uning manbaini aniqlash va individual yondashuv asosida profilaktika qilish zarur. Ona bo'lish jarayoni nafaqat jismoniy, balki ruhiy tayyorgarlikni ham talab qiladi. Shu bois, homilador ayolning psixologik farovonligini ta'minlash kelajak avlod salomatligini kafolatlovchi eng muhim omillardan biridir.

## 2.3. Stressning ona va homila salomatligiga ta'siri

Homiladorlik davrida stressning ona va homila salomatligiga ta'siri ko'plab ilmiy tadqiqotlarda keng o'rganilgan bo'lib, uning murakkab mexanizmlari fiziologik, psixologik va ijtimoiy omillar orqali amalga oshadi. Stress organizmning moslashuvchanligini pasaytiradi, gormonal tizimni izdan chiqaradi va bu jarayon ona hamda homilaning umumiy rivojlanishiga salbiy ta'sir ko'rsatadi. Stress ta'sirida organizmning ichki muvozanati buziladi, natijada turli xil patologik jarayonlar yuzaga keladi.

Avvalo, stressning asosiy ta'sir mexanizmi gormonal o'zgarishlar bilan bog'liqdir. Stress vaqtida inson organizmida kortizol, adrenalin va noradrenalin kabi stress gormonlari ko'p miqdorda ishlab chiqariladi. Homilador ayolda kortizol darajasining ortishi platsenta orqali homilaga ham ta'sir qiladi. Natijada homilaning asab tizimi va immun tizimi shakllanishida muayyan buzilishlar yuzaga kelishi mumkin.

Masalan, kortizolning ortiqcha darajasi homila miya faoliyatida neyronlarning to‘g‘ri rivojlanishini sekinlashtiradi, bu esa kelajakda bolaning xotira, diqqat va o‘qish qobiliyatlariga salbiy ta’sir ko‘rsatishi mumkin.

Shuningdek, stress ona organizmida yurak-qon tomir tizimiga yuklamani oshiradi. Homiladorlikning o‘zi qon aylanish tizimiga qo‘shimcha bosim berar ekan, stress ta’sirida qon bosimi yana-da oshadi. Bu holat preeklampsiya yoki eklampsiya kabi xavfli asoratlarni keltirib chiqarishi mumkin. Yuqori qon bosimi homila uchun kislorod va oziq moddalar oqimini cheklaydi, natijada intrauterin o‘sishning sekinlashuvi kuzatiladi. Shu sababli, stress nafaqat onaning, balki homilaning ham jismoniy rivojlanishiga bevosita ta’sir etadi.

Stress homilador ayollarda immun tizimning zaiflashishiga olib keladi. Immunitet pasayishi natijasida ayol tez-tez infeksion kasalliklarga chalinadi, bu esa homilaga ham xavf tug‘diradi. Masalan, virusli infektsiyalar stress fonida og‘irroq kechishi mumkin va homila rivojiga salbiy ta’sir ko‘rsatadi. Bundan tashqari, immun tizimdagi buzilishlar homila to‘qimalarini “begona” sifatida qabul qilish xavfini oshiradi, bu esa homilani saqlash bilan bog‘liq muammolarga sabab bo‘ladi.

Psixologik nuqtai nazardan qaralganda, stress homilador ayollarda depressiya, xavotir sindromlari va uyqusizlikni kuchaytiradi. Uyqusizlik onaning ruhiy salomatligiga jiddiy zarar yetkazadi, bu esa homilaga ham ta’sir ko‘rsatadi. Ilmiy tadqiqotlarda ko‘rsatilishicha, homiladorlik paytidagi doimiy uyqusizlik tug‘ruqdan keyin depressiya rivojlanishining asosiy sabablardan biri hisoblanadi. Bu holat esa ona va bola o‘rtasida emotsional bog‘lanishni qiyinlashtiradi.

Stress homiladorlikning muddatidan oldin tugash xavfini ham oshiradi. Gormonal o‘zgarishlar va uterin mushaklarning erta qisqarishi natijasida muddatidan oldin tug‘ruq ehtimoli kuchayadi. Muddatidan oldin tug‘ilgan bolalarda esa ko‘plab sog‘liq muammolari kuzatiladi: nafas olish qiyinchiliklari, asab tizimi yetilmaganligi, immunitetning zaifligi va hatto hayotiy xavfli asoratlar. Shu bois, stressni erta aniqlash va kamaytirish tug‘ruqning to‘liq muddatda kechishini ta'minlash uchun muhim hisoblanadi.

Homiladorlik davrida stressning yana bir jiddiy oqibati – bu onaning ovqatlanish odatlariga ta'siri. Stress ta'sirida ayrim ayollarda ishtaha keskin oshadi, boshqalarida esa kamayadi. Noto'g'ri ovqatlanish homilaning sog'lom rivojlanishiga zarar yetkazadi. Masalan, stress sababli shirinliklarga yoki yuqori kaloriyali oziqlarga qiziqish kuchayishi mumkin, bu esa semirishga va homiladorlik diabetiga olib keladi. Aksincha, stress fonida ishtahaning pasayishi oqibatida organizmda vitamin va minerallar yetishmovchiligi yuzaga keladi, bu esa homila rivojida nuqsonlar paydo bo'lishiga olib kelishi mumkin.

Homiladorlik davridagi stress onaning ruhiy ijtimoiy munosabatlariga ham ta'sir qiladi. Stress ostida bo'lgan ayol ko'proq izolyatsiyaga moyil bo'ladi, yaqinlari bilan kamroq muloqot qiladi, oilaviy munosabatlarda taranglik yuzaga keladi. Bu esa bolaning tug'ilgandan keyingi tarbiyasiga ham bilvosita ta'sir ko'rsatadi. Chunki ona va bola o'rtasidagi emotsional aloqa homiladorlik davridan shakllana boshlaydi. Stress fonida esa ona bola bilan emotsional jihatdan bog'lanishga qiynalishi mumkin.

Homiladorlik paytidagi doimiy stress homilaning tug'ilgandan keyingi ruhiy va jismoniy rivojlanishiga ham salbiy ta'sir etadi. Ilmiy kuzatuvlarda aniqlanishicha, onasi homiladorlik paytida yuqori stress darajasida bo'lgan bolalar keyinchalik ko'proq xavotirli, injiq, uyqusiz va e'tibor yetishmovchiligi sindromiga moyil bo'ladilar. Bundan tashqari, ularning immun tizimi zaifroq bo'lishi, tez-tez kasalliklarga chalinishi va hatto o'sish sur'atlari sekinlashishi mumkin. Bu esa stressning uzoq muddatli oqibatlari mavjudligini ko'rsatadi.

Shuningdek, stress tug'ruq jarayonining o'ziga ham ta'sir ko'rsatadi. Stress gormonlari bachadon mushaklarining qisqarishini izdan chiqaradi, natijada tug'ruqning cho'zilib ketishi yoki murakkab kechishi mumkin. Bu holat ba'zan kesarcha kesim kabi tibbiy aralashuvlarni talab qiladi. Shifokorlar stress ostida bo'lgan ayollarda tug'ruq paytida og'riqlarni kuchliroq his qilishini ham qayd etadilar. Bu esa ona ruhiyatiga va tug'ruqdan keyingi tiklanish jarayoniga salbiy ta'sir qiladi.

Yana bir muhim jihat shuki, stress homiladorlik davrida depressiyaga moyillikni oshiradi. Bu esa tug'ruqdan keyingi depressiya xavfini kuchaytiradi. Ona o'z farzandiga yetarli darajada mehr bera olmasligi yoki o'zini yakkalanib qolgan deb his qilishi bolaning psixologik rivojiga ham ta'sir etadi. Shuning uchun psixologlar homiladorlik davrida stressni kamaytirish bilan birga, ona bo'lishga ruhiy tayyorgarlikni ham ta'minlashni tavsiya qiladilar.

Stress homiladorlik davrida ona va homila salomatligi uchun ko'plab xavf omillarini yuzaga keltiradi. Gormonal muvozanatning buzilishi, qon bosimining oshishi, immunitetning zaiflashishi, ovqatlanish odatlarining o'zgarishi va psixologik barqarorlikning yo'qolishi stressning asosiy oqibatlari hisoblanadi. Bu jarayonlarning barchasi homilaning rivojlanishiga ham bevosita ta'sir ko'rsatadi. Shu bois, homiladorlik davrida stressni aniqlash, uni kamaytirish va psixologik qo'llab-quvvatlash ona va bola salomatligini asrashda eng muhim shartlardan biridir.

Homiladorlik paytida stressning ona va homilaga ta'sirini chuqurroq tahlil qilganda, ushbu jarayonning murakkab va ko'p qirrali mexanizmlarini ko‘rish mumkin. Stressning biologik, psixologik va ijtimoiy oqibatlari bir-biri bilan chambarchas bog‘liq bo‘lib, ular qisqa muddatli hamda uzoq muddatli salbiy ta’sirlarni yuzaga keltiradi. Bu davrda stress faqatgina ayolning ruhiy holatini emas, balki homilaning rivojlanish strategiyalarini ham shakllantiradi. Shu sababli stressni nazorat qilish faqat ona salomatligi emas, balki kelajak avlod farovonligi uchun ham dolzarb masaladir.

Birinchidan, stress ona organizmidagi endokrin tizim faoliyatiga chuqur ta’sir ko‘rsatadi. Surunkali stress gipotalamus–gipofiz–buyrak usti bezi (HPA) o‘qi faoliyatini buzadi. Bu tizimning ortiqcha faollashuvi natijasida kortizol miqdori ortib ketadi. Kortizolning uzoq vaqt yuqori bo‘lishi ona organizmida insulin qarshiligini kuchaytiradi, bu esa homiladorlik diabeti rivojlanishiga olib kelishi mumkin. Bunday metabolik buzilishlar homila uchun ham xavfli bo‘lib, uning o‘sishi va rivojlanishida muayyan kechikishlarni keltirib chiqaradi. Bundan tashqari, kortizol homilaning o‘sishini cheklash orqali uning vaznini kamaytirishi, tug‘ruq vaqtida past vaznli bola tug‘ilish ehtimolini oshirishi mumkin.

Ikkinchidan, stress ona nerv tizimiga kuchli ta'sir ko'rsatadi. Uzoq muddatli tashvish, qo'rquv va xavotir ayolda asab tizimining zo'riqishiga olib keladi. Natijada bosh og'rig'i, uyqusizlik, tez charchash va kayfiyat o'zgarishlari kuzatiladi. Bu holatlar ayolning umumiy farovonligini pasaytiradi va homiladorlik jarayonidan qoniqishni kamaytiradi. Psixologik jihatdan esa stress homiladorlikni "xavf va tashvish davri" sifatida qabul qilishga olib keladi, bu esa tug'ruq jarayonida qo'shimcha qiyinchiliklar tug'diradi. Ba'zan stress fonida depressiv sindrom rivojlanadi, bu esa onaning tug'ruqdan keyingi davrda ham salomatligiga salbiy ta'sir qiladi.

Homilaga bo'lgan ta'sir nuqtai nazaridan, stressning eng muhim oqibatlaridan biri bu homila miyasining rivojlanishiga salbiy ta'siridir. Ilmiy tadqiqotlar homiladorlik paytida doimiy stress ostida bo'lgan onalardan tug'ilgan bolalarda miya tuzilmalari, xususan, hipokamp va amigdala rivojlanishida farqlar mavjudligini ko'rsatgan. Hipokamp xotira va o'rganish jarayonlarida muhim rol o'ynaydi, amigdala esa hissiy javoblarni boshqaradi. Shu sababli, ona homiladorlik vaqtida yuqori stress darajasiga duch kelsa, bola keyinchalik maktab davrida diqqat yetishmovchiligi, tashvishlilik yoki hissiy beqarorlikka ko‘proq moyil bo‘lishi mumkin.

Stress homilaning immun tizimi shakllanishiga ham ta’sir ko‘rsatadi. Platsenta orqali ona organizmidagi stress gormonlari homilaga o‘tadi va uning immun hujayralarining shakllanish jarayonini o‘zgartiradi. Natijada, bunday bolalar tug‘ilgandan keyin allergik kasalliklarga, bronxial astmaga yoki tez-tez uchraydigan respirator infeksiyalarga moyil bo‘lishadi. Ayrim ilmiy manbalarda qayd etilishicha, ona stressi homilaning DNK metilatsiya jarayonlariga ham ta’sir ko‘rsatadi, bu esa bola hayotining keyingi bosqichlarida genetik ifodalanish darajalariga ta’sir qilishi mumkin.

Uchinchi muhim jihat – stressning homiladorlik asoratlariga ta’siri. Stress fonida muddatidan oldin tug‘ruq xavfi ortadi. Bu jarayon ko‘pincha bachadon mushaklarining gormonal ta’sir ostida erta qisqarishi yoki homila qopchasining muddatidan oldin yorilishi bilan bog‘liq. Muddatidan oldin tug‘ilgan bolalarda o‘pka rivojlanishi to‘liq bo‘lmagani uchun nafas olish sindromi, asab tizimi yetilmaganligi, metabolik buzilishlar va hatto yuqori o‘lim xavfi kuzatiladi. Bu esa stressning qanchalik jiddiy oqibatlarga olib kelishini yana bir bor tasdiqlaydi.

Stress onaning xulq-atvori va turmush tarzini ham o‘zgartiradi. Ayrim ayollar stressni kamaytirish uchun zararli odatlarga murojaat qilishlari mumkin, masalan, ko‘p ovqatlanish, chekish yoki spirtli ichimlik iste’moli. Bu odatlar esa homila uchun bevosita xavf tug‘diradi. Spirtli ichimliklar homilada aqliy rivojlanish nuqsonlari va tug‘ma malformatsiyalarga olib kelishi mumkin, chekish esa kislorod yetishmovchiligi va past tug‘ruq vazniga sabab bo‘ladi. Demak, stressning bilvosita oqibatlari ham ona va homila salomatligiga kuchli zarar yetkazishi mumkin.

Stress homilador ayollarda ovqatlanish rejimining buzilishiga ham sabab bo‘ladi. Uzoq davom etuvchi stress ortiqcha ovqatlanish yoki aksincha, ishtahaning yo‘qolishiga olib keladi. Ovqatlanishdagi bu o‘zgarishlar vitamin va minerallar yetishmovchiligiga sabab bo‘lib, homilaning normal rivojlanishini izdan chiqaradi. Masalan, temir yetishmovchiligi anemiyaga olib keladi, bu esa homila uchun kislorod ta’minotining yomonlashishiga sabab bo‘ladi. Stress natijasida yuzaga keladigan ovqatlanish buzilishlari kelajakda bolaning intellektual rivojlanishiga ham salbiy ta'sir ko'rsatadi.

Stressning uzoq muddatli oqibatlarini ham inobatga olish kerak. Homiladorlik davrida onaning kechirgan stressi bola tug'ilgandan keyingi rivojlanishida ham namoyon bo'lishi mumkin. Ayrim tadqiqotlar homiladorlik paytida onasi yuqori darajadagi stressga duch kelgan bolalar keyinchalik depressiya, tashvish buzilishi va hatto yurak-qon tomir kasalliklariga moyil bo'lishlarini ko'rsatmoqda. Bu holat stressning nafaqat jismoniy, balki epigenetik darajadagi uzoq muddatli ta'sirini ham tasdiqlaydi.

Ona salomatligi nuqtai nazaridan, stress homiladorlikdan keyingi davrga ham o'tishi mumkin. Tug'ruqdan keyin ayollarda depressiya, tashvish va charchoq kuchayadi, bu esa onaning farzandiga g'amxo'rlik qilish qobiliyatini pasaytiradi. Tug'ruqdan keyingi depressiya bolaning ruhiy rivojlanishiga ham bevosita ta'sir qiladi, chunki bola onaning hissiy qo'llab-quvvatlashi va mehriga muhtoj bo'ladi. Demak, homiladorlik davrida stressni kamaytirish tug'ruqdan keyingi davrda ham ona va bola salomatligi uchun katta ahamiyat kasb etadi.

Xulosa sifatida aytish mumkinki, homiladorlik davrida stress ona va homila salomatligiga ko‘p qirrali va murakkab ta’sir ko‘rsatadi. U endokrin, nerv, immun va yurak-qon tomir tizimlarining faoliyatini buzadi, tug‘ruq jarayonini murakkablashtiradi va homilaning normal rivojlanishini cheklaydi. Bundan tashqari, stress ona xulq-atvori va turmush tarzini salbiy tomonga o‘zgartirishi mumkin. Stressning oqibatlari qisqa muddatli bo‘lishi bilan birga, bolaning kelajakdagi rivojlanishida ham sezilarli darajada namoyon bo‘ladi. Shu sababli, homilador ayollarda stressni aniqlash, oldini olish va kamaytirish strategiyalari tibbiyot va psixologiya sohasida ustuvor yo‘nalishlardan biri bo‘lib qolmoqda.

# Bob III. Psixologik qo‘llab-quvvatlash va ona salomatligi

## 3.1. Oilaviy va ijtimoiy qo‘llab-quvvatlashning ahamiyati

Homiladorlik inson hayotidagi eng muhim va mas’uliyatli davrlardan biridir. Bu davrda ayol organizmida jismoniy o‘zgarishlar bilan birga psixologik, ijtimoiy va hissiy jarayonlar ham chuqur kechadi. Ona bo‘lishga tayyorgarlik jarayoni har doim ham faqat quvonch bilan kechmaydi, balki tashvish, qo‘rquv, hayajon va turli xavotirlar bilan ham bog‘liq bo‘lishi mumkin. Shuning uchun ham oilaviy va ijtimoiy qo‘llab-quvvatlash homilador ayolning ruhiy barqarorligini saqlash, stressni kamaytirish, salomatligini mustahkamlash va sog‘lom homila dunyoga keltirishda muhim rol o‘ynaydi. Psixologik qo‘llab-quvvatlashning asosiy manbalari — yaqin oila a’zolari, turmush o‘rtog‘i, do‘stlari, qarindoshlari va keng ijtimoiy muhitdir.

Avvalo, turmush o‘rtog‘ining qo‘llab-quvvatlashi haqida so‘z yuritish zarur. Homiladorlik paytida erkakning rafiqasiga bo‘lgan e’tibori, mehr-muhabbati va hissiy qo‘llab-quvvatlashi ayolning ichki dunyosida ijobiy kayfiyat uyg‘otadi. Tadqiqotlarga ko‘ra, turmush o‘rtog‘ining doimiy yordamiga ega bo‘lgan ayollarda depressiya, xavotir va stress darajasi ancha past bo‘ladi. Aksincha, yolg‘izlik, e’tiborsizlik yoki oilaviy nizolar homiladorlik jarayonini og‘irlashtiradi, hatto muddatidan oldin tug‘ruq xavfini oshiradi. Turmush o‘rtog‘ining ruhiy qo‘llab-quvvatlashi ona uchun “psixologik tayanch” vazifasini bajaradi va ona bo‘lishga bo‘lgan ishonchini kuchaytiradi.

Oilaviy qo‘llab-quvvatlashning yana bir muhim qirrasi — ota-onalar va qarindoshlarning yordami. Ayniqsa, birinchi farzandiga homilador bo‘lgan ayol uchun onasi yoki yaqin qarindoshining mehribonlik bilan beradigan maslahatlari katta ahamiyatga ega. Bu jarayonda ona va qiz o‘rtasidagi hissiy aloqalar yanada mustahkamlanadi, homilador ayol o‘zini yolg‘iz his qilmaydi. Oila a’zolarining yordam berishi nafaqat ruhiy, balki jismoniy yengillik ham olib keladi. Masalan, uy yumushlarida yordam berish, ayolni ortiqcha jismoniy zo‘riqishdan asrash, unga dam olish uchun sharoit yaratish salomatlikni saqlashda muhim ahamiyat kasb etadi.

Do‘stlar va ijtimoiy aloqalarning roli ham e’tibordan chetda qolmasligi kerak. Homiladorlik davrida ijtimoiy izolyatsiya va yolg‘izlik hissi ayolning ruhiy holatini yomonlashtiradi. Shuning uchun yaqin dugonalar, hamkasblar yoki qo‘shnilar bilan bo‘ladigan ijobiy munosabatlar ruhiy barqarorlikni ta’minlaydi. Ayol o‘z his-tuyg‘ularini kim bilandir bo‘lisha olishi, tajribali ayollardan maslahat olishi, ijobiy suhbatlardan zavq olishi stressni kamaytiradi.

Jamiyat darajasida ijtimoiy qo‘llab-quvvatlashning o‘rni yanada kengroqdir. Homilador ayollarga ko‘rsatiladigan tibbiy xizmatlar, psixologik maslahat markazlari, homilador ayollar uchun tashkil etilgan mashg‘ulotlar va qo‘llab-quvvatlash guruhlari ularning umumiy salomatligiga katta hissa qo‘shadi. Ayrim mamlakatlarda maxsus “ona maktablari” tashkil etilgan bo‘lib, ular homilador ayollarni psixologik jihatdan tayyorlash, tug‘ruqqa tayyorlash va ona bo‘lishning turli qirralari haqida bilim berishga xizmat qiladi. Bunday tashabbuslar nafaqat ayollarning bilimini oshiradi, balki ular o‘zlarini jamiyatda qadrlangan va himoyalangan shaxs sifatida his qilishlariga yordam beradi.

Ijtimoiy qo‘llab-quvvatlashning yana bir muhim jihati — ish joyida yaratiladigan sharoitlardir. Homilador ayolning mehnat sharoitlari uning salomatligi va homila rivojlanishiga bevosita ta’sir ko‘rsatadi. Agar ish joyida rahbariyat va hamkasblar ayolga yordam ko‘rsatsa, unga moslashuvchan ish grafigi berilsa, bu ruhiy va jismoniy salomatlikka katta ijobiy ta’sir qiladi. Aksincha, bosim, ortiqcha yuklama yoki tushunmovchiliklar homilador ayolda stressni kuchaytiradi. Shu bois, zamonaviy jamiyatlarda homilador ayollarga nisbatan qo‘shimcha himoya choralarini ko‘rish qonuniy darajada belgilangan.

Psixologik qo‘llab-quvvatlash faqat tashqi omillar bilan emas, balki ichki omillar bilan ham chambarchas bog‘liqdir. O‘z-o‘zini ruhlantirish, ijobiy fikrlash, hayotga optimistik qarash va shaxsiy qadr-qimmatni his etish ham muhim ahamiyat kasb etadi. Agar ayol oilasi va jamiyatdan yetarli darajada qo'llab-quvvatlash olsa, unda ichki resurslarni safarbar qilish jarayoni ham yengillashadi.

Homiladorlik davrida oilaviy va ijtimoiy qo'llab-quvvatlash ona va homila salomatligining muhim kafolatlaridan biridir. Bu jarayon nafaqat ayolning psixologik moslashuvini yengillashtiradi, balki sog'lom va baxtli bola tug'ilishining asosiy shartlaridan biri hisoblanadi. Shu sababli turmush o'rtog'i, oila a'zolari, do'stlar, jamiyat va davlat darajasida yaratiladigan qo'llab-quvvatlash tizimlari homiladorlik jarayonini xavfsiz va samarali o'tkazishda asosiy omil sifatida qaralishi lozim.

Homiladorlik davrida ayol uchun eng muhim jihatlardan biri – bu o'zini yolg'iz his qilmaslikdir. Oila va jamiyat tomonidan ko'rsatiladigan qo'llab-quvvatlash nafaqat hissiy barqarorlikni, balki fiziologik jarayonlarni ham yengillashtiradi. Tadqiqotlar shuni ko'rsatadiki, doimiy ijtimoiy yordamga ega bo'lgan ayollarda stress gormonlari miqdori pastroq bo'ladi, yurak urish tezligi barqarorroq bo'ladi va uyqu sifati yaxshilanadi. Shuningdek, ularning tug'ruq jarayoni ko'proq tabiiy yo'nalishda, ortiqcha xavf-xatarsiz kechishi kuzatiladi. Demak, qo‘llab-quvvatlash nafaqat psixologik, balki fiziologik jihatdan ham salomatlikka bevosita ta’sir ko‘rsatadi.

Oilaviy qo‘llab-quvvatlash, ayniqsa, ko‘p farzandli yoki moliyaviy qiyinchiliklarga duch kelayotgan ayollar uchun katta ahamiyatga ega. Moliyaviy barqarorlikning o‘zi ham psixologik tinchlikning muhim qismi hisoblanadi. Agar ayol oilasida moddiy ta’minot haqida ortiqcha xavotirlanmasa, u o‘zini homiladorlik jarayoniga ko‘proq bag‘ishlashi, sog‘lom turmush tarziga rioya qilishi va homila rivojlanishiga diqqat qaratishi mumkin. Shu bois ko‘plab mamlakatlarda davlat tomonidan homilador ayollar uchun moddiy yordam va ijtimoiy imtiyozlar ajratilishi bejiz emas. Bunday yordam nafaqat iqtisodiy, balki psixologik barqarorlikni ham ta’minlaydi.

Oiladagi psixologik muhit homilador ayolning hissiy holatiga to‘g‘ridan-to‘g‘ri ta’sir qiladi. Agar oilada doimiy nizolar, tushunmovchiliklar yoki qo‘pollik mavjud bo‘lsa, bu homilador ayol uchun eng katta stress manbalaridan biriga aylanadi. Bunday vaziyatlarda nafaqat ayolning kayfiyati, balki homilaning rivojlanishi ham salbiy ta'sir ko'rishi mumkin. Aksincha, mehribonlik, hurmat va hamjihatlik hukmron bo'lgan oilalarda ayol o'zini xavfsiz va qadrli his qiladi. Bu esa ona bo'lishga psixologik tayyorgarlikni yengillashtiradi.

Jamiyat tomonidan qo'llab-quvvatlash ham turli shakllarda namoyon bo'ladi. Masalan, homilador ayollar uchun maxsus sport dasturlari, yoga mashg'ulotlari, psixologik treninglar yoki o'zaro tajriba almashish guruhlari mavjud. Bunday tashabbuslar ayollarga faqatgina ma'lumot emas, balki ijtimoiy aloqalarni kengaytirish imkoniyatini ham beradi. O'z navbatida, ijtimoiy aloqalarning kengayishi ayolni yolg'izlik hissidan qutqaradi va hayotga ijobiy munosabatni mustahkamlaydi.

Tibbiy qo'llab-quvvatlash ham ijtimoiy qo'llab-quvvatlashning muhim tarkibiy qismi hisoblanadi. Doimiy ravishda shifokor ko'rigidan o'tish, homila rivojlanishini nazorat qilish, psixolog yoki akusher-malakali mutaxassislarning maslahatlari homiladorlik davrida ko'plab xavotirlarni kamaytiradi. Ayol o'zining va farzandining sog'ligi haqida ishonch hosil qilganda, uning psixologik holati yanada barqarorlashadi. Bundan tashqari, tibbiy qo'llab-quvvatlash orqali homiladorlik davrida yuzaga keladigan muammolar erta aniqlanadi va davolanish imkoniyati oshadi.

Oilaviy qo'llab-quvvatlashning ijtimoiy ahamiyati ham bor. Oilasi tomonidan kuchli qo'llab-quvvatlangan ayol tug'ruqdan keyingi davrda ham psixologik jihatdan ancha barqaror bo'ladi. Bunday onalar emizishda, bolaga g'amxo'rlik qilishda va uy xo'jaligini yuritishda ko'proq ishonch bilan harakat qiladilar. Bu esa bevosita bolaga ham ta'sir qiladi, chunki bola onaning hissiy holatini sezadi va undan ruhlanadi. Demak, qo'llab-quvvatlash nafaqat homiladorlik davrida, balki bola tug'ilgandan keyingi jarayonda ham katta ahamiyat kasb etadi.

Yana bir muhim jihat — madaniy va diniy an'analar. Ayrim jamiyatlarda homilador ayollarga alohida ehtirom bilan qarashadi, ularga yengilliklar yaratiladi va turli marosimlar orqali ruhiy ko'mak beriladi. Bunday an'analar ayolning ruhiy holatini mustahkamlashda katta rol o'ynaydi. Masalan, homiladorlik davrida ayolga ijobiy so'zlar aytish, unga tinchlik va osoyishtalik tilash yoki uni ortiqcha mehnatdan asrash ko‘plab madaniyatlarda qadrlanadi. Bu kabi qadriyatlar ayolning psixologik moslashuvini yengillashtiradi va jamiyatda o‘zini qadrlangan his qilishiga yordam beradi.

Oilaviy va ijtimoiy qo‘llab-quvvatlashning yana bir qirrasi — psixoprofilaktik yordamdir. Masalan, homiladorlik davrida psixologik mashg‘ulotlar, stressni boshqarish bo‘yicha treninglar, nafas olish texnikalari yoki meditatsiya mashqlari o‘rgatiladi. Bu usullar ayolning o‘z ichki resurslarini safarbar qilishiga yordam beradi. Shu tarzda, tashqi qo‘llab-quvvatlash ichki kuchni mustahkamlaydi va ona bo‘lish jarayonini ijobiyroq o‘tkazishga xizmat qiladi.

Shuningdek, jamiyatning axborot manbalari ham homilador ayollar uchun muhim qo‘llab-quvvatlash vositasidir. Kitoblar, internet saytlari, maxsus mobil ilovalar, televizion dasturlar homiladorlik davrida kerakli bilimlarni yetkazadi. Agar bu ma’lumotlar ishonchli va mutaxassislar tomonidan tasdiqlangan bo‘lsa, ular ayolning ruhiy barqarorligini mustahkamlaydi. Aksincha, noto‘g‘ri yoki qo‘rqituvchi ma’lumotlar xavotirni oshirishi mumkin. Shu sababli axborot manbalarini to'g'ri tanlash ham qo'llab-quvvatlashning muhim qismidir.

Xulosa qilib aytganda, homiladorlik davrida oilaviy va ijtimoiy qo'llab-quvvatlashning ahamiyati beqiyosdir. Turmush o'rtog'i, qarindoshlari, do'stlari va jamiyat tomonidan ko'rsatiladigan har bir yordam ona va homila salomatligini mustahkamlaydi. Ruhiy barqarorlikni ta'minlash orqali tug'ruq jarayonini yengillashtiradi, ona bo'lish tajribasini ijobiy qiladi va bola sog'lom rivojlanishi uchun qulay sharoit yaratadi. Oilaviy va ijtimoiy qo'llab-quvvatlashning keng qamrovli tizimini shakllantirish esa sog'lom avlodni tarbiyalashda eng muhim omillardan biridir.

## 3.2. Tibbiy-psixologik xizmatlar va psixoprofilaktika choralari

Homiladorlik davri ayol hayotida fiziologik, psixologik va ijtimoiy jihatdan katta o'zgarishlarni olib keladi. Bu davrda yuzaga keladigan jismoniy noqulayliklar, tug'ruqdan qo'rquv, kelajakdagi ona bo'lish mas'uliyati hamda oilaviy va ijtimoiy bosim ayolda turli ruhiy holatlarni keltirib chiqarishi mumkin. Shu bois, tibbiy-psixologik xizmatlar va psixoprofilaktika choralarining o'rni beqiyosdir. Ular homilador ayolning ruhiy barqarorligini saqlash, stressni kamaytirish, tug'ruqqa tayyorlash va umumiy salomatligini yaxshilashga xizmat qiladi.

Tibbiy-psixologik xizmatlarning asosiy maqsadi – homilador ayolning ruhiy va jismoniy ehtiyojlarini kompleks tarzda qondirishdir. Shu sababli, zamonaviy tibbiyotda ginekolog, akusher va psixologlarning hamkorligi alohida o'rin tutadi. Agar ayol nafaqat jismoniy, balki ruhiy tomondan ham muntazam nazorat ostida bo‘lsa, homiladorlik davri ancha yengil kechadi. Misol uchun, homiladorlikning ilk oylarida psixologik maslahatlar orqali ayolga o‘zgarayotgan holatlarini to‘g‘ri qabul qilish o‘rgatiladi. Bu qo‘llab-quvvatlash natijasida tashvish, qo‘rquv va noaniqlik hissi kamayadi.

Psixoprofilaktika choralarining eng muhim yo‘nalishlaridan biri – tug‘ruqqa tayyorlashdir. Buning uchun ko‘plab mamlakatlarda maxsus kurslar, treninglar va mashg‘ulotlar tashkil etiladi. Ushbu kurslarda ayollarga nafas olish texnikalari, mushaklarni bo‘shashtirish mashqlari, og‘riqni yengillashtirish usullari va ruhiy tayyorgarlik ko‘nikmalari o‘rgatiladi. Bu usullar tug‘ruq paytidagi stressni kamaytirish, qo‘rquvni yengish va jarayonni ongli ravishda boshdan kechirishga yordam beradi.

Tibbiy-psixologik xizmatlarning yana bir muhim tarkibiy qismi – individual va guruhiy maslahatlar. Individual maslahatlar jarayonida psixolog homilador ayolning shaxsiy muammolarini tinglaydi, unga qo‘llab-quvvatlash strategiyalarini ishlab chiqadi. Guruhiy mashg‘ulotlarda esa homilador ayollar bir-birlari bilan muloqot qilish, tajriba almashish imkoniyatiga ega bo‘ladilar. Bu jarayon ularda jamiyatda yolg‘iz emasligi hissini kuchaytiradi, ijtimoiy aloqalarni kengaytiradi va o‘zaro ruhiy ko‘mak yaratadi.

Shuningdek, psixoprofilaktika choralariga meditatsiya, yoga va relaksatsiya mashqlari ham kiradi. Bu usullar asab tizimini tinchlantiradi, uyquni yaxshilaydi, mushaklarni bo‘shashtiradi va ijobiy kayfiyatni kuchaytiradi. Ayrim tadqiqotlarda homiladorlik davrida yoga va meditatsiya bilan muntazam shug‘ullangan ayollarda tug‘ruq vaqtidagi og‘riqlar kamaygani, tug‘ruqning tabiiy kechish ehtimoli oshgani aniqlangan. Shu bois, psixoprofilaktika choralarining tarkibiga bunday usullarni kiritish tobora kengayib bormoqda.

Homilador ayollarga psixologik yordam ko‘rsatishda turli texnologiyalar ham qo‘llanilmoqda. Masalan, mobil ilovalar orqali stressni kamaytiruvchi mashqlar, homiladorlikka oid ma’lumotlar, kunlik kuzatuv va psixologik maslahatlar taqdim etiladi. Virtual qo‘llab-quvvatlash guruhlari va onlayn psixologik konsultatsiyalar ayol uchun qulay sharoit yaratadi, chunki u uyidan chiqmasdan kerakli yordamni olishi mumkin. Bu ayniqsa, uzoq hududlarda yashovchi yoki shifokor xizmatlariga yetarlicha kira olmaydigan ayollar uchun juda muhimdir.

Psixoprofilaktika choralarining yana bir yo'nalishi – oilaviy maslahatlar. Chunki homiladorlik faqat ayolning emas, balki butun oilaning hayotida katta o'zgarishlar olib keladi. Psixolog tomonidan o'tkaziladigan oilaviy mashg'ulotlarda turmush o'rtog'ining vazifalari, ona bo'lish jarayonida uning yordamchi roli, homilador ayolga qanday munosabatda bo'lishi kerakligi tushuntiriladi. Bu jarayon oilada mehr, hamjihatlik va o'zaro tushunishni kuchaytiradi.

Tibbiy-psixologik xizmatlar ko'plab mamlakatlarda davlat tomonidan qo'llab-quvvatlanadi. Maxsus "ona va bola salomatligi markazlari", "ona maktablari" va psixoprofilaktika bo'limlari tashkil etilgan. Bunday markazlar orqali homilador ayollar bepul yoki arzon xizmatlardan foydalanish imkoniga ega bo'ladilar. Bu tizim sog'lom avlodni shakllantirishda, ona va bola o'limini kamaytirishda muhim omil bo'lib xizmat qiladi.

Yana bir muhim jihat – homiladorlik davrida yuzaga keladigan ruhiy buzilishlarni erta aniqlashdir. Ayrim hollarda ayolda tashvish buzilishi, depressiya yoki boshqa psixologik muammolar rivojlanishi mumkin. Agar bunday muammolar vaqtida aniqlanmasa, tug'ruqdan keyingi depressiya yoki bolaning ruhiy rivojlanishida nuqsonlarga sabab bo'lishi mumkin. Shu bois tibbiy-psixologik xizmatlarda muntazam skrining va monitoring o'tkazish zarur.

Tibbiy-psixologik xizmatlar va psixoprofilaktika choralarining homiladorlik davrida ahamiyati juda kattadir. Ular nafaqat ayolning ruhiy barqarorligini ta'minlaydi, balki tug'ruq jarayonini yengillashtiradi, sog'lom bola tug'ilishiga zamin yaratadi va tug'ruqdan keyingi davrni ham ijobiyroq o'tkazishga yordam beradi. Shunday qilib, bunday xizmatlar sog'lom avlodni shakllantirishda jamiyat uchun strategik ahamiyat kasb etadi.

Homiladorlik davri nafaqat fiziologik jarayon, balki katta ijtimoiy va ruhiy hodisadir. Shu bois tibbiy-psixologik xizmatlar va psixoprofilaktika choralari turli darajalarda amalga oshirilishi kerak. Ularni shartli ravishda uch yo‘nalishga ajratish mumkin: individual darajadagi xizmatlar, oilaviy-iqtisodiy darajadagi qo‘llab-quvvatlash, hamda jamiyat va davlat miqyosida ko‘rsatiladigan chora-tadbirlar. Har bir daraja o‘z vazifalariga ega bo‘lib, ular birgalikda ona va bola salomatligini himoya qilishning muhim mexanizmini shakllantiradi.

Individual darajadagi xizmatlar homilador ayolning ruhiy holatini mustahkamlashga qaratilgan. Psixologlar individual suhbatlarda homiladorlik jarayoniga bog‘liq qo‘rquv, xavotir, noaniqliklarni bartaraf etishga yordam beradi. Masalan, ko‘plab ayollar tug‘ruq vaqtida og‘riqdan qo‘rqadi yoki bolaning kelajakdagi salomatligi haqida ortiqcha tashvishga tushadi. Psixologik suhbatlar yordamida bunday qo‘rquvlarning ildiz sabablari aniqlanadi va ularga qarshi strategiyalar ishlab chiqiladi. Bundan tashqari, ayolning shaxsiy kuchli tomonlari ochib beriladi, o‘ziga bo‘lgan ishonchi ortadi.

Psixoprofilaktikaning muhim yo‘nalishlaridan biri – homiladorlik davrida sog‘lom turmush tarzini shakllantirishdir. Bu jarayonda ayolga to‘g‘ri ovqatlanish, jismoniy faollik, dam olish va uyqu rejimi, gigiyena qoidalari hamda zararli odatlardan voz kechish haqida psixologik ta’sir ko‘rsatib tushuntirish ishlari olib boriladi. Ayol o‘zini qanchalik sog‘lom his qilsa, uning ruhiy barqarorligi ham shunchalik mustahkam bo‘ladi. Masalan, muntazam sayr qilish, havoda nafas mashqlari, o‘z vaqtida uxlash stressni kamaytiradi va ijobiy kayfiyatni ta’minlaydi.

Oilaviy-iqtisodiy qo‘llab-quvvatlash ham psixoprofilaktikaning ajralmas qismidir. Chunki homilador ayolning ruhiy barqarorligi ko‘pincha oilaviy muhitga bog‘liq bo‘ladi. Turmush o‘rtog‘ining mehribonligi, ota-onaning yordamga tayyorligi, moliyaviy muammolarning kamayishi homiladorlikni yengil o‘tkazishga yordam beradi. Shu sababli, psixologik xizmatlarda ko‘pincha turmush o‘rtog‘ini ham jalb etish amaliyoti qo‘llaniladi. Masalan, birgalikdagi mashg‘ulotlarda er-xotin tug‘ruqqa qanday tayyorlanish kerakligi, homilador ayolga qanday yordam ko‘rsatish lozimligi haqida bilim oladi. Bu jarayon oilaviy munosabatlarni yanada mustahkamlaydi.

Jamiyat va davlat darajasida esa maxsus dasturlar ishlab chiqiladi. Ko‘plab rivojlangan mamlakatlarda “ona va bola salomatligini qo‘llab-quvvatlash dasturi” mavjud bo‘lib, u psixoprofilaktika choralarini ham qamrab oladi. Misol uchun, homilador ayollar uchun bepul psixologik maslahat markazlari tashkil etiladi, tibbiy-psixologik treninglar o‘tkaziladi, sog‘lom turmush tarzini targ‘ib qiluvchi media loyihalar amalga oshiriladi. Shu tariqa, jamiyat homilador ayolga nafaqat tibbiy, balki psixologik yordam ko‘rsatish tizimini shakllantiradi.

Stressni kamaytirishga qaratilgan psixoprofilaktik choralar o‘z-o‘zini boshqarish ko‘nikmalarini ham o‘z ichiga oladi. Masalan, kognitiv-behavioral terapiya elementlari yordamida ayol o‘z salbiy fikrlarini tahlil qilish, ularni ijobiy o‘zgarishlarga yo‘naltirishni o‘rganadi. Relaxatsiya mashqlari, vizualizatsiya usullari, musiqiy terapiya ham samarali natijalar beradi. Ba’zi hollarda homiladorlik davrida paydo bo‘ladigan tashvishlarni bartaraf etishda art-terapiya, ya’ni rasm chizish, qo‘lda yaratilgan ijodiy mashg‘ulotlar ham yaxshi ta’sir ko‘rsatadi. Bu usullar ayolning ichki kechinmalarini tashqariga chiqarish va ruhiy og'irlikdan xalos bo'lishga yordam beradi.

Zamonaviy psixoprofilaktikaning muhim yutug'i – texnologiyalarni faol qo'llashdir. Onlayn maslahatlar, virtual treninglar, homiladorlikni kuzatib boruvchi mobil ilovalar tobora ommalashib bormoqda. Masalan, ayrim ilovalarda kunlik kayfiyatni qayd qilish, stress darajasini aniqlash, nafas olish mashqlarini bajarish bo'yicha eslatmalar mavjud. Bu oddiy, ammo samarali choralar ayolning ruhiy barqarorligini oshirishda yordam beradi.

Tibbiy-psixologik xizmatlarda hamshira va akusherlarning ham roli beqiyosdir. Ular homilador ayol bilan doimiy aloqada bo'lgani uchun nafaqat tibbiy kuzatuv, balki psixologik qo'llab-quvvatlashni ham ta'minlaydilar. Ko'pincha ayol psixologdan ko'ra hamshiraga o'z qo'rquv va xavotirlarini osonroq aytadi. Shu bois, tibbiy xodimlarni psixologik yondashuv bo'yicha muntazam o'qitish va malakasini oshirish juda muhimdir.

Homiladorlik davrida psixologik yordamning yana bir yo'nalishi – tug'ruqdan keyingi davrga tayyorgarlikdir. Ko‘plab ayollar tug‘ruqdan keyingi depressiya yoki ruhiy tushkunlikka uchraydi. Agar bu jarayonga oldindan psixoprofilaktika choralarini qo‘llash orqali tayyorlansa, tug‘ruqdan keyingi davr ancha yengil o‘tadi. Shuning uchun psixologlar homiladorlik davridayoq onaga yangi rolini qabul qilish, bolaga to‘g‘ri g‘amxo‘rlik qilish, emotsional bosimlarni yengish bo‘yicha maslahatlar beradilar.

Ayrim holatlarda homiladorlik davrida psixologik buzilishlar og‘ir darajada namoyon bo‘lishi mumkin. Masalan, kuchli depressiya, obsesiv fikrlar yoki psixotik belgilar paydo bo‘lishi ehtimoldan xoli emas. Bunday vaziyatlarda psixoterapiya bilan bir qatorda tibbiy davolash usullari ham qo‘llanilishi zarur bo‘ladi. Ammo bu jarayon mutaxassislar nazoratida, homila va ona salomatligini hisobga olgan holda amalga oshirilishi kerak.

Umuman olganda, tibbiy-psixologik xizmatlar va psixoprofilaktika choralari homiladorlik davrida yuzaga keladigan ruhiy bosimlarni kamaytirishda asosiy vositadir. Ular ayolni nafaqat tug‘ruqqa, balki onalik roliga tayyorlaydi, o‘ziga ishonchini oshiradi, oilaviy va ijtimoiy qo‘llab-quvvatlash mexanizmlarini kuchaytiradi. Natijada sog‘lom, baxtli ona va sog‘lom bola jamiyatning kelajagi uchun poydevor yaratadi.

## 3.3. Homilador ayollar uchun psixologik moslashuvni yaxshilash strategiyalari

Homiladorlik davri – ayol hayotida jismoniy, ruhiy va ijtimoiy o‘zgarishlarning eng intensiv kechadigan bosqichlaridan biridir. Bu jarayonda organizmda yangi gormonal muvozanat shakllanadi, turli fiziologik holatlar yuzaga keladi, ruhiy kechinmalar kuchayadi. Shu bilan birga, kelajakdagi ona sifatida mas’uliyat hissi ortadi, oilaviy va ijtimoiy rollar kengayadi. Shu sababli psixologik moslashuvni yaxshilash homiladorlik davrida alohida ahamiyat kasb etadi. Ayolning ruhiy barqarorligi va ijobiy kayfiyati uning salomatligiga, homila rivojlanishiga va kelgusidagi onalik vazifasini muvaffaqiyatli bajarishiga bevosita ta’sir ko‘rsatadi.

Psixologik moslashuvni yaxshilash strategiyalaridan biri – ongli ravishda homiladorlikni qabul qilishdir. Ayol bu davrni tabiiy jarayon sifatida qabul qilishi, organizmda sodir bo‘layotgan o‘zgarishlarni to‘g‘ri tushunishi muhimdir. Ongli qabul qilishda psixologik treninglar, kitoblar, mutaxassislarning maslahatlari va turli vizual materiallar yordam beradi. Masalan, homiladorlik jarayonidagi fiziologik bosqichlarni tushuntirish orqali ayol o‘zini ortiqcha xavotir va qo‘rquvdan himoya qiladi.

Yana bir muhim strategiya – stressni boshqarish ko‘nikmalarini shakllantirishdir. Stress homiladorlik davrida ko‘p hollarda ruhiy beqarorlikning asosiy manbai bo‘lib xizmat qiladi. Uni kamaytirish uchun relaksatsiya mashqlari, nafas olish texnikalari, meditatsiya, yoga kabi usullardan foydalanish tavsiya etiladi. Bu usullar asab tizimini tinchlantiradi, yurak-qon tomir faoliyatini barqarorlashtiradi, kayfiyatni ijobiy tomonga o‘zgartiradi. Shuningdek, musiqa tinglash, tabiat qo‘ynida sayr qilish, ijodiy mashg‘ulotlar bilan shug‘ullanish ham ruhiy muvozanatni tiklashga yordam beradi.

Psixologik moslashuvning muhim sharti – ijtimoiy qo‘llab-quvvatlashdir. Turmush o‘rtog‘i, ota-ona, qarindoshlar, do‘stlar va ijtimoiy guruhlarning yordami homilador ayolning kayfiyatini ko‘taradi, o‘zini yolg‘iz his qilishining oldini oladi. Shu sababli psixologlar ko‘pincha ayollarga yaqin atrofdagilar bilan ochiq muloqot qilish, his-tuyg‘ularini erkin ifodalashni tavsiya etadilar. Oilaviy treninglar va guruhiy mashg‘ulotlar orqali ayollar bir-birining tajribasidan ham foyda olishlari mumkin.

Moslashuvni yaxshilashda bilim va ma’lumot ham muhim o‘rin tutadi. Homiladorlik davrida yuzaga keladigan o‘zgarishlar, tug‘ruq jarayoni, ona va bola salomatligi haqida yetarlicha bilimga ega bo‘lgan ayol o‘zini ancha ishonchli va barqaror his qiladi. Shu maqsadda “ona maktablari”, maxsus kurslar, kitob va maqolalar, shuningdek, internet orqali tarqatilayotgan ilmiy asoslangan manbalar samarali vosita bo‘lib xizmat qiladi. Ammo bunda ishonchli, mutaxassislar tomonidan tasdiqlangan ma’lumotlarni tanlash juda muhim, chunki noto‘g‘ri axborot ortiqcha qo‘rquv va stress keltirib chiqarishi mumkin.

Moslashuv strategiyalarining yana biri – emotsional boshqaruv ko‘nikmalarini rivojlantirishdir. Homilador ayol kayfiyatidagi tez-tez o‘zgarishlar, yig‘loqilik, asabiylashish kabi holatlarga duch kelishi mumkin. Bunday vaziyatlarda o‘z his-tuyg‘ularini to‘g‘ri boshqarish, ularni sog‘lom yo‘nalishda ifodalash katta ahamiyatga ega. Psixologik mashg‘ulotlarda ayollarga emotsional intellektni rivojlantirish bo‘yicha turli usullar o‘rgatiladi. Bu esa oiladagi muhitni yaxshilaydi, turmush o‘rtog‘i bilan munosabatni mustahkamlaydi va ayolning o‘ziga bo‘lgan ishonchini oshiradi.

Homiladorlik davrida psixologik moslashuvning muhim omillaridan biri – o‘zini ijobiy kayfiyatga sozlashdir. Buning uchun ayol o‘zining kundalik hayotida kichik, ammo quvonch baxsh etuvchi odatlarni shakllantirishi mumkin. Masalan, ertalabki sayr, sevimli mashg‘ulotlar bilan shug‘ullanish, kitob o‘qish, bolaga mehr bilan murojaat qilish yoki unga yozma xatlar yozish kabi faoliyatlar ruhiy holatni ko‘taradi. Ijobiy kayfiyat homila rivojlanishiga ham ijobiy ta’sir ko‘rsatadi, chunki ona organizmidagi gormonal muvozanat yaxshi saqlanadi.

Moslashuvni yaxshilashda texnologiyalardan foydalanish ham muhimdir. Bugungi kunda turli mobil ilovalar, onlayn treninglar va virtual maslahatlar orqali psixologik yordam olish mumkin. Masalan, homiladorlik davrida kayfiyatni kuzatib boruvchi ilovalar, stressni kamaytiruvchi mashqlarni eslatib turuvchi dasturlar, meditatsiya qo'llanmalari keng qo'llaniladi. Bu vositalar ayolga o'zini nazorat qilishni osonlashtiradi va kundalik hayotda ruhiy barqarorlikni saqlashga yordam beradi.

Psixologik moslashuvni yaxshilashning yana bir muhim yo'li – ijodiy faoliyatdir. Rasm chizish, qo'l mehnati, yozuvchilik yoki musiqa bilan shug'ullanish ayolning ichki kechinmalarini ijobiy shaklda chiqarishga imkon beradi. Bunday mashg'ulotlar stressni kamaytiradi, kayfiyatni yaxshilaydi va ijobiy emotsiyalarni kuchaytiradi.

Homilador ayollar uchun psixologik moslashuvni yaxshilash strategiyalari ko'p qirrali bo'lib, ular individual ehtiyoj, oilaviy muhit va ijtimoiy sharoitga qarab qo'llaniladi. Ongli qabul qilish, stressni boshqarish, ijtimoiy qo'llab-quvvatlash, bilim va ma'lumot olish, emotsional boshqaruv ko'nikmalari, ijobiy kayfiyatni shakllantirish, texnologiyalardan foydalanish va ijodiy faoliyat bilan shug'ullanish psixologik barqarorlikni ta'minlaydi. Bunday strategiyalar ayolning ruhiy salomatligini mustahkamlabgina qolmay, sog'lom homila rivojlanishiga ham ijobiy ta'sir ko'rsatadi.

Homiladorlik davridagi psixologik moslashuvning samarali strategiyalarini chuqurroq tahlil qilish shuni ko'rsatadiki, ayolning ruhiy barqarorligi faqatgina individual faoliyatlar orqali emas, balki ko'p omilli yondashuv orqali ta'minlanadi. Bu jarayonda turmush o'rtog'i, oila a'zolari, tibbiy xodimlar, ijtimoiy muhit va davlat darajasidagi qo'llab-quvvatlash mexanizmlari o'zaro uyg'unlikda ishlashi zarur.

Moslashuv strategiyalaridan biri – oilaviy munosabatlarni mustahkamlashdir. Oilada er-xotin o'rtasidagi iliq va mehribon munosabat homilador ayol uchun eng kuchli psixologik tayanch hisoblanadi. Turmush o'rtog'ining doimiy e'tibori, g'amxo'rligi va qo'llab-quvvatlashi ayolning ruhiy bosimini sezilarli darajada kamaytiradi. Shu bois ko'plab psixologlar homiladorlik davrida er-xotinlar uchun maxsus psixologik treninglarni tavsiya etadilar. Ushbu mashg'ulotlarda erkaklarning homiladorlik jarayonida ayolni qanday qo'llab-quvvatlashi, uning hissiy ehtiyojlarini qanday tushunishi lozimligi haqida muhim ko‘rsatmalar beriladi. Oilaviy mustahkamlik faqat ona ruhiy holatini emas, balki bolaning kelajakdagi psixologik rivojlanishini ham belgilaydi.

Psixologik moslashuvning yana bir muhim strategiyasi – vaqtni to‘g‘ri boshqarish va mehnat dam olish balansini saqlashdir. Homilador ayollarning ko‘pchiligida ortiqcha ishlash yoki yetarlicha dam olmaslik stressni kuchaytiradi. Shu bois ayol o‘z kun tartibini muvozanatli tashkil qilishi zarur. Kundalik ish faoliyatini engillashtirish, uy yumushlarini bo‘lishish, ortiqcha majburiyatlardan voz kechish orqali ruhiy bosim kamayadi. Psixologlar ayollarga o‘zini “majbur qilish” o‘rniga, organizmning tabiiy ehtiyojlariga quloq solishni tavsiya etadilar.

Homiladorlik davrida psixologik moslashuvni yaxshilash uchun sog‘lom ovqatlanish ham katta rol o‘ynaydi. To‘g‘ri ovqatlanish nafaqat jismoniy, balki ruhiy holatga ham ta’sir qiladi. Masalan, vitamin va minerallarga boy oziq-ovqatlar asab tizimini mustahkamlaydi, kayfiyatni yaxshilaydi, uyquni normallashtiradi. Tadqiqotlar shuni ko‘rsatadiki, omega-3 yog‘ kislotalari, magniy va B guruh vitaminlariga boy mahsulotlarni iste'mol qilgan ayollarda tashvish va depressiya darajasi pastroq bo'ladi. Shu sababli psixologik moslashuv strategiyalariga to'g'ri ovqatlanishni ham kiritish muhimdir.

Ijtimoiy faoliyatni davom ettirish ham moslashuvning samarali strategiyasidir. Ko'p hollarda homilador ayollar o'zini jamiyatdan ajratib qo'yishga moyil bo'lishadi, bu esa yolg'izlik hissini kuchaytiradi. Ijtimoiy faoliyatda qatnashish – yaqin do'stlar bilan uchrashish, sevimli mashg'ulotlar klublarida ishtirok etish, homiladorlar uchun guruhlarda muloqot qilish – ayolning kayfiyatini ko'taradi va psixologik tayanch beradi. Bunday guruhlarda tajriba almashish, bir-birini ruhlantirish, o'zaro maslahat berish moslashuvni yengillashtiradi.

Moslashuv strategiyalaridan biri sifatida ijobiy tasavvurlar bilan ishlash ham samaralidir. Vizualizatsiya usuli orqali ayol kelajakdagi ijobiy voqealarni ko'z oldiga keltiradi, bolasi bilan uchrashuvni, oiladagi iliq muhitni tasavvur qiladi. Bu metod ayolning ongini ijobiy his-tuyg'ular bilan to'ldiradi, stressni kamaytiradi va ruhiy barqarorlikni oshiradi. Vizualizatsiya meditatsiya mashqlari bilan uyg'unlashtirilsa, natija yanada kuchayadi.

Psixologik moslashuvni yaxshilashda ruhiy tarbiya va ma'naviy qadriyatlardan ham foydalanish mumkin. Ayrim ayollar uchun diniy marosimlar, ibodat, ruhiy qo'shiqlar tinglash, ma'naviy kitoblar o'qish ruhiy tinchlik manbai bo'ladi. Ma'naviyatga asoslangan moslashuv strategiyalari ayolni ichki sokinlikka olib keladi, kelajakdagi onalik vazifasini chuqurroq anglashga yordam beradi. Biroq bunday strategiyalar har bir ayolning shaxsiy qarashlari va e'tiqodlariga qarab tanlanishi lozim.

Shuningdek, psixologik moslashuvni yaxshilashda kasbiy psixologik yordamdan foydalanish alohida ahamiyatga ega. Ba'zi hollarda ayolning mustaqil urinishlari yetarli bo'lmaydi, uning tashvishlari chuqurlashadi, depressiya yoki qo'rquv kuchayadi. Bunday vaziyatlarda professional psixolog, psixoterapevt yoki psixiatr yordami zarur bo'ladi. Ular individual suhbatlar, guruhiy mashg'ulotlar yoki maxsus terapiya metodlari orqali ayolga yordam beradilar. Bu yordam nafaqat homiladorlik davrida, balki tug‘ruqdan keyingi davrda ham katta ahamiyatga ega bo‘ladi.

Moslashuv strategiyalariga homilador ayolning o‘ziga bo‘lgan mehrini oshirish ham kiradi. Ko‘plab ayollar homiladorlik davrida o‘zini ikkinchi o‘ringa qo‘yib, faqat bola haqida o‘ylashadi. Aslida, ona salomatligi bevosita bolaga ta’sir qiladi. Shu bois, o‘ziga g‘amxo‘rlik qilish – massaj, sayr, dam olish, sevimli mashg‘ulotlar bilan shug‘ullanish – psixologik moslashuvning muhim qismi hisoblanadi. Bu jarayon ayolga o‘zining qadrini his qilish, ijobiy kayfiyatni saqlash imkonini beradi.

Uzoq muddatli strategiyalardan biri sifatida ta’limiy va o‘quv dasturlarini ham ta’kidlash mumkin. Maxsus “ona maktablari”, seminarlar, treninglar va onlayn kurslar homilador ayollarga nazariy va amaliy bilimlarni beradi. Bu bilimlar orqali ular homiladorlik davrini va tug‘ruq jarayonini ongli ravishda boshdan kechirishadi, stress darajasi kamayadi, o‘ziga ishonch kuchayadi.

Xulosa qilib aytganda, homilador ayollar uchun psixologik moslashuvni yaxshilash strategiyalari kompleks yondashuvni talab etadi. Oilaviy qo‘llab-quvvatlash, vaqtni to‘g‘ri boshqarish, sog‘lom ovqatlanish, ijtimoiy faoliyatni davom ettirish, ijobiy tasavvurlar, ma’naviy qadriyatlar, professional psixologik yordam va o‘ziga g‘amxo‘rlik kabi omillar o‘zaro uyg‘unlikda qo‘llanilganda samarali natija beradi. Bunday strategiyalar nafaqat homiladorlik davrida, balki butun hayot davomida ruhiy barqarorlik va salomatlik uchun muhim tayanch bo‘lib xizmat qiladi.

## Xulosa

Homiladorlik davrida psixologik moslashuv, stress, qo‘llab-quvvatlash va ona salomatligi o‘rtasidagi uzviy bog‘liqlikni chuqur o‘rganish shuni ko‘rsatadiki, bu jarayon ko‘p qirrali va murakkab bo‘lib, nafaqat individual psixologik tayyorgarlikka, balki ijtimoiy, madaniy, tibbiy va oilaviy omillarga ham bevosita bog‘liqdir. Ayol homiladorlik davrida organizmida yuz beradigan fiziologik o‘zgarishlarni qabul qilishi, ularga moslasha olishi va shu bilan birga ruhiy barqarorlikni saqlab qolishi kerak bo‘ladi. Ayniqsa, homiladorlikning dastlabki oylarida kuzatiladigan o‘zgarishlar, gormonal notekisliklar, hissiy beqarorlik, qo‘rquv va tashvishlarning kuchayishi uning psixologik moslashuv darajasiga kuchli ta’sir ko‘rsatadi. Bu jarayonning murakkabligi shundaki, ona o‘zida bo‘layotgan o‘zgarishlarga nafaqat jismonan, balki ma’nan va hissiy jihatdan ham tayyor turishi talab etiladi.

Ilmiy tadqiqotlar shuni ko'rsatadiki, homilador ayollarning psixologik holati nafaqat o'z salomatligiga, balki tug'ilajak bolaning rivojlanishiga ham bevosita ta'sir qiladi. Stressning yuqori darajada bo'lishi homila salomatligi uchun xavf tug'dirishi, chaqaloqning asabiy tizimida muammolar yuzaga kelishi yoki tug'ruq jarayonida asoratlar paydo bo'lishi ehtimolini oshiradi. Shu sababli ham zamonaviy tibbiyot va psixologiya homiladorlik davrida ayollarni stressni boshqarishga, ijobiy hissiyotlarni shakllantirishga, qo'llab-quvvatlovchi ijtimoiy muhit yaratishga qaratilgan keng qamrovli dasturlarni ishlab chiqmoqda. Bu dasturlar ichida psixoprofilaktik mashg'ulotlar, homiladorlik maktablari, oilaviy psixologik maslahatlar va individual psixoterapiya muhim o'rin tutadi.

Ona uchun eng muhim tayanchlardan biri — bu oilaviy qo'llab-quvvatlashdir. Ayol homiladorlik jarayonida o'zini yolg'iz emas, balki turmush o'rtog'i, ota-onasi, yaqinlari hamda do'stlari bilan birgalikda kuchli ijtimoiy tarmoqda ekanini his qilsa, u stressni yengib o'tishda, o'zini ruhiy jihatdan quvvatlantirishda ancha yengillikka erishadi. Turli tadqiqotlar oilaviy qo'llab-quvvatlashning ona ruhiyatiga bevosita ijobiy ta'sir ko'rsatishini isbotlagan. Masalan, turmush o'rtog'ining mehribonligi va doimiy yordam ko'rsatishi ayolda xavotir va depressiv kayfiyatlarning kamayishiga olib keladi. Shu bilan birga, ona va bola o'rtasidagi bog'lanish ham yanada mustahkam shakllanadi.

Homiladorlik davridagi psixologik moslashuvga ta'sir etuvchi omillarni chuqur tahlil qilar ekanmiz, biz genetik va biologik predispozitsiyalardan tortib, turmush tarzi, iqtisodiy sharoit, madaniyat va jamiyatdagi qadriyatlargacha bo'lgan keng ko'lamli elementlarni ko'ramiz. Ayniqsa, postmodern jamiyatda ayollar ko'pincha ikki xil bosimni his qiladilar: bir tomondan, an'anaviy qadriyatlar va jamiyatning "ideal ona" obraziga bo'lgan talablar, ikkinchi tomondan esa zamonaviy hayotning tezkor ritmi, ish va shaxsiy hayotni uyg'unlashtirish zarurati. Bu ikki qarama-qarshi yo'nalishlar ayolda ruhiy ziddiyatlarni kuchaytirishi mumkin. Shuning uchun ham psixologik moslashuvni yengillashtirish uchun ijtimoiy institutlar, tibbiyot tizimi va davlat siyosati ham birgalikda ishlashi zarur bo'ladi.

Psixologik qo'llab-quvvatlashning samarali bo'lishi uchun bir nechta strategik yondashuvlar ishlab chiqilishi kerak. Birinchidan, har bir homilador ayol uchun individual yondashuv zarur. Chunki ayollarning xarakteri, shaxsiyati, hayot tajribasi, oilaviy muhitidan kelib chiqib, ularning ehtiyojlari ham turlicha bo'ladi. Ikkinchidan, tibbiy-psixologik xizmatlar tizimida homilador ayollarning psixologik ehtiyojlari maxsus modul sifatida ko'rib chiqilishi lozim. Uchinchidan, ommaviy axborot vositalari va ijtimoiy tarmoqlar orqali homiladorlik davridagi ayollarga ijobiy psixologik muhitni targ'ib qilish, salbiy stereotiplarni kamaytirish va ongli ona bo'lish masalalarida keng qamrovli tushuntirish ishlari olib borilishi kerak.

Shuningdek, ona salomatligi tushunchasini faqatgina jismoniy ko'rsatkichlar bilan cheklab bo'lmaydi. Ruhiy barqarorlik, hissiy uyg'unlik, hayotdan qoniqish darajasi ham salomatlikning ajralmas tarkibiy qismlaridir. Ona psixologik jihatdan sog'lom bo'lsa, u bola tarbiyasida ham samarali bo'ladi, oilada iliq muhitni shakllantiradi va kelajak avlodning psixologik salomatligiga ijobiy ta'sir ko'rsatadi. Shu nuqtayi nazardan qaraganda, homiladorlik davridagi psixologik moslashuv — bu nafaqat ayolning shaxsiy masalasi, balki keng ma'noda jamiyat taraqqiyoti, millatning sog'lom kelajagi uchun ham muhim omildir.

Xulosa sifatida aytish mumkinki, homiladorlik davrida psixologik moslashuvni yengillashtirish, stressni kamaytirish va qo'llab-quvvatlovchi muhitni shakllantirish nafaqat individual ayollar uchun, balki butun jamiyat uchun foyda keltiradi. Bu jarayonni muvaffaqiyatli amalga oshirish orqali ona va bola salomatligini mustahkamlash, ruhiy sog'lom oilalarni yaratish va kelajak avlodning psixologik barqarorligini ta'minlash mumkin bo'ladi. Shu sababli bu masala ilmiy doiralar, amaliy tibbiyot va psixologiya, shuningdek, davlat siyosati va ijtimoiy institutlar uchun doimiy e'tibor markazida bo'lishi lozim.

Homiladorlik davrida psixologik moslashuv masalasi haqida olib borilgan tahlillar va izlanishlar shuni ko'rsatadiki, bu jarayonning muvaffaqiyati bir nechta omillarning uyg'unligiga bog'liqdir. Eng avvalo, ayolning individual psixologik xususiyatlari, uning hissiy barqarorligi, stressga chidamlilik darajasi va hayotiy tajribasi muhim rol o‘ynaydi. Shu bilan birga, oilaviy va ijtimoiy qo‘llab-quvvatlash, tibbiy-psixologik xizmatlarning sifatli tashkil etilishi ham bu jarayonni sezilarli darajada yengillashtiradi. Biroq ko‘plab hollarda ayollar homiladorlik davrida yetarlicha qo‘llab-quvvatlash ololmaydilar, bu esa ularda ortiqcha tashvish, depressiv kayfiyat va xavotir kuchayishiga olib keladi.

Bugungi kunda psixologiya va tibbiyotda homiladorlik davrida stressning salbiy oqibatlari ko‘plab ilmiy tadqiqotlarda isbotlangan. Ularning natijalari shuni ko‘rsatadiki, doimiy stress holatida bo‘lgan onalarda homila rivojlanishida kechikishlar, tug‘ruq jarayonida asoratlar, chaqaloqlarda past vazn bilan tug‘ilish yoki kelajakda ruhiy beqarorlik kuzatilish ehtimoli oshadi. Bu esa homilador ayollar uchun psixologik moslashuv jarayonini to‘g‘ri yo‘lga qo‘yishning naqadar muhimligini yana bir bor ta’kidlaydi. Shu ma’noda, homilador ayollarni muntazam ravishda psixologik suhbatlarga jalb qilish, ularning hissiy holatini nazorat qilish va kerak bo‘lsa, professional psixologik yordam ko‘rsatish amaliyoti juda zarur.

Homiladorlik jarayoni nafaqat biologik va fiziologik hodisa, balki keng ma'noda ijtimoiy-madaniy jarayondir. Jamiyatda onalik qadriyati, ona obraziga bo'lgan munosabat, oilaning mustahkamligi va ayolning jamiyatdagi o'rni ham uning psixologik moslashuviga bevosita ta'sir qiladi. Masalan, ijtimoiy-iqtisodiy jihatdan rivojlangan mamlakatlarda homilador ayollarga nisbatan ijtimoiy himoya choralari kuchli bo'lib, ular uchun maxsus qo'llab-quvvatlash markazlari, psixologik maslahat xizmatlari, homiladorlik maktablari keng yo'lga qo'yilgan. Bu esa ayollarda ruhiy tinchlikni ta'minlaydi. Aksincha, ijtimoiy resurslar cheklangan, salomatlik tizimi zaif rivojlangan hududlarda esa ayollarning homiladorlik davrida stressi yuqori darajada bo'lishi kuzatiladi.

Ona salomatligi haqida gapirganda, uni faqatgina jismoniy jarayonlar bilan bog'lab bo'lmaydi. Ruhiy salomatlik ham ona sog'ligining ajralmas qismi hisoblanadi. Ayol o'zini ruhiy jihatdan barqaror his qilsa, uning immuniteti, gormonal muvozanati va umumiy sog'ligi ham yaxshilanadi. Bu esa nafaqat homiladorlik davrida, balki tug'ruqdan keyingi davrda ham juda muhim ahamiyatga ega.

Tug‘ruqdan keyingi depressiya bugungi kunda dunyo miqyosida keng tarqalgan muammolardan biri bo‘lib, uni oldini olishning asosiy yo‘llaridan biri homiladorlik davrida psixologik moslashuvni to‘g‘ri boshqarishdir.

Homilador ayollarga yordam berishda davlat va jamoat tashkilotlarining o‘rni ham alohida ahamiyat kasb etadi. Masalan, maxsus dasturlar orqali homilador ayollarga bepul psixologik maslahat xizmatlarini yo‘lga qo‘yish, homiladorlik davrida ularga ijtimoiy nafaqalar va qo‘shimcha imkoniyatlar yaratish, ularni ijtimoiy hayotdan chetda qolib ketmaslikka rag‘batlantirish — bu strategiyalar ayollarning ruhiy barqarorligini ta’minlashda katta yordam beradi. Bundan tashqari, axborot-kommunikatsiya texnologiyalari ham zamonaviy psixologik qo‘llab-quvvatlashda muhim vositaga aylangan. Onlayn maslahat platformalari, mobil ilovalar, psixologik mashqlarni o‘z ichiga olgan dasturlar ayollar uchun qulay va tezkor yordam manbai bo‘lishi mumkin.

Homiladorlik davrida psixologik moslashuvni yaxshilash uchun ko‘plab amaliy strategiyalar ishlab chiqilgan. Ularga nafas olish mashqlari, meditatsiya, yoga, autogen mashqlar, ijobiy tasavvur texnikalari va guruhiy treninglar kiradi. Bu usullar ayollarning nafaqat stressni kamaytirishiga, balki o'zini ruhiy va jismoniy jihatdan quvvatlantirishiga ham yordam beradi. Shu bilan birga, ayollarni o'z homiladorligini ijobiy tajriba sifatida qabul qilishga o'rgatish, ularda onalik identitetini shakllantirish, ijobiy hayotiy qarashlarni kuchaytirish ham muhim ahamiyat kasb etadi.

Yuqorida keltirilgan barcha jihatlarni umumlashtirar ekanmiz, aytish mumkinki, homiladorlik davridagi psixologik moslashuvni qo'llab-quvvatlash — bu kompleks yondashuvni talab qiladigan jarayon. U individual, oilaviy, ijtimoiy va davlat darajasida amalga oshirilishi kerak. Faqat shunda homilador ayollar o'zini xavfsiz, qadrlangan va qo'llab-quvvatlangan holda his qiladilar. Natijada, ular ruhiy barqarorlikni saqlab qoladilar, stressdan himoyalanadilar va o'z bolalariga sog'lom psixologik muhitni yaratib bera oladilar. Bu esa kelajak avlodning sog'lom, baxtli va barqaror shaxslar bo'lib voyaga yetishiga xizmat qiladi.

Shunday qilib, homiladorlik davridagi psixologik moslashuvni yaxshilash, stressni kamaytirish va ona salomatligini mustahkamlash — nafaqat ayolning shaxsiy masalasi, balki keng ma'noda jamiyat va millat kelajagi uchun ham eng muhim vazifalardan biridir. Bu borada ilmiy tadqiqotlarni kengaytirish, amaliy dasturlarni kuchaytirish va davlat siyosatini bu yo'nalishda rivojlantirish dolzarb vazifalardan bo'lib qolmoqda.

## Foydalanilgan adabiyotlar


1. Абдуллаева, Н. (2020). *Perinatal psixologiya asoslari*. Toshkent: Fan nashriyoti.
2. Алиев, Ш. (2019). *Ona va bola salomatligi: psixologik yondashuvlar*. Toshkent: Yangi asr avlodi.
3. Ashford, M. T. (2018). *Psychological Adaptation to Pregnancy: Theory and Practice*. London: Routledge.
4. Beck, C. T. (2015). *Postpartum Depression: Theory, Research, and Practice*. New York: Springer.
5. Boboyorova, D. (2021). *Homiladorlik davrida stress va uning oqibatlari*. Samarqand: SamDU nashriyoti.
6. Brown, A. & Nichols, J. (2019). *Maternal Mental Health and Child Development*. Oxford: Oxford University Press.
7. Cramer, B. (2016). *Prenatal Development and Maternal Well-being*. Berlin: Springer-Verlag.

8. Davidson, R. J. (2018). *The Emotional Life of the Pregnant Woman*. New York: Harper Collins.
9. Davis, K. (2020). *Mindfulness and Stress Reduction in Pregnancy*. London: Routledge.
10. Glover, V. (2014). *Maternal Stress and Anxiety in Pregnancy: Effects on the Fetus and the Child*. Cambridge: CUP.
11. Ганиева, M. (2020). *Homiladorlik davrida psixologik qo'llab-quvvatlash metodlari*. Toshkent: Innovatsiya.
12. Harwood, K. (2019). *Psychological Resilience in Pregnant Women*. New York: Springer.
13. Hogg, K. (2017). *Perinatal Mental Health: A Clinical Guide*. London: Elsevier.
14. Holmes, E. (2021). *Cognitive-Behavioral Approaches to Maternal Anxiety*. Oxford: OUP.
15. Ibragimova, L. (2020). *Homiladorlik davrida psixoprofilaktika*. Buxoro: BuxDU.
16. Kendall-Tackett, K. (2017). *Depression in New Mothers*. New York: Routledge.
17. Kramer, M. S. (2016). *Determinants of Maternal and Infant Health*. Geneva: WHO.

18. Larkin, F. (2018). *Family Support in Pregnancy and Childbirth*. London: Routledge.
19. Lee, S. (2019). *The Psychology of Pregnancy and Childbirth*. New York: Palgrave Macmillan.
20. Leifer, G. (2016). *Maternity Nursing: Care of the Childbearing Family*. St. Louis: Elsevier.
21. Mansurova, Z. (2021). *O'zbek oilalarida homiladorlikka psixologik moslashuv*. Toshkent: Ma'rifat.
22. Marcus, S. M. (2017). *Depression in Pregnancy: Clinical Perspectives*. Cambridge: CUP.
23. Miller, L. J. (2018). *Perinatal Mental Health: Opportunities and Challenges*. Washington DC: APA Press.
24. Nomura, Y. (2019). *Maternal Stress and Child Outcomes*. Tokyo: Springer Japan.
25. Otabekova, S. (2020). *Ayollarda homiladorlik davridagi hissiy o'zgarishlar*. Qarshi: QDPI.
26. O'Connor, T. G. (2017). *Prenatal Anxiety and Stress Research*. New York: Springer.
27. Roberts, R. (2018). *Psychological Support Systems in Pregnancy*. London: Routledge.

28. Sandman, C. A. (2016). *Prenatal Stress and Child Development*. San Diego: Academic Press.
29. Shapiro, S. L. (2019). *Mindfulness Interventions for Pregnant Women*. New York: Springer.
30. Sheehan, D. (2020). *The Role of Family in Maternal Mental Health*. Dublin: Trinity Press.
31. WHO. (2021). *Maternal Mental Health and Well-being: Global Perspectives*. Geneva: World Health Organization.
32. Yusupova, G. (2019). *Homiladorlik psixologiyasi va oilaviy muhit*. Namangan: NamDU.
33. Zohidova, M. (2022). *Onalik davrida psixologik moslashuv: nazariya va amaliyot*. Toshkent: Iqtisod-moliya.
34. Zuckerman, B. (2018). *Prenatal Stress and Infant Development*. Boston: Harvard University Press.

# MUNDARIJA

**Kirish**

**Bob I. Homiladorlik davrida psixologik moslashuvning nazariy asoslari**

1.1. Homiladorlik davrida organizmda yuz beradigan fiziologik va psixologik o'zgarishlar
1.2. Psixologik moslashuv tushunchasi va uning nazariy asoslari
1.3. Homiladorlik davrida psixologik moslashuvga ta'sir etuvchi omillar

**Bob II. Stress va uning homiladorlik davridagi ta'siri**

2.1. Stressning nazariy asoslari va turlari
2.2. Homilador ayollarda stress manbalari va xavf omillari
2.3. Stressning ona va homila salomatligiga ta'siri

**Bob III. Psixologik qo'llab-quvvatlash va ona salomatligi**

3.1. Oilaviy va ijtimoiy qo'llab-quvvatlashning ahamiyati

3.2. Tibbiy-psixologik xizmatlar va psixoprofilaktika choralari
3.3. Homilador ayollar uchun psixologik moslashuvni yaxshilash strategiyalari

**Xulosa**

**Foydalanilgan adabiyotlar**

9 789369 084135

Printed at Repro India Ltd.